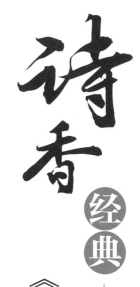

诗青诗译
中医古籍丛书

诗香 经典

《伤寒杂病论》

刘纪青◎编著

U0194300

中国中医药出版社

·北 京·

图书在版编目（CIP）数据

诗香经典 . 《伤寒杂病论》/ 刘纪青编著 . — 北京：
中国中医药出版社，2023.4
（诗青诗译中医古籍丛书）
ISBN 978-7-5132-7845-4

Ⅰ.①诗…　Ⅱ.①刘…　Ⅲ.①中医学—基本知识
②《伤寒杂病论》　Ⅳ.① R2 ② R222

中国版本图书馆 CIP 数据核字（2022）第 192194 号

中国中医药出版社出版
北京经济技术开发区科创十三街 31 号院二区 8 号楼
邮政编码　100176
传真　010-64405721
河北品睿印刷有限公司印刷
各地新华书店经销

开本 710×1000　1/16　印张 18　字数 293 千字
2023 年 4 月第 1 版　2023 年 4 月第 1 次印刷
书号　ISBN 978-7-5132-7845-4

定价　59.00 元
网址　www.cptcm.com

服 务 热 线　010-64405510
购 书 热 线　010-89535836
维 权 打 假　010-64405753

微信服务号　zgzyycbs
微商城网址　https://kdt.im/LIdUGr
官 方 微 博　http://e.weibo.com/cptcm
天猫旗舰店网址　https://zgzyycbs.tmall.com

如有印装质量问题请与本社出版部联系（010-64405510）
版权专有　侵权必究

刘良院士题词

　　纪青教授长期致力于"中医药与诗词相结合"的研究，始终以"传承精华，守正创新"为己任。"诗青诗译中医古籍丛书"是他的又一套巨著。他用诗词歌赋的形式翻译的中医经典著作，通俗易懂、朗朗上口，不仅能激发人们学习中医经典的兴趣，又能提高人们诵读中医经典的效率。

　　此套丛书必将对中医药文化的传播产生深远的影响！

中国工程院院士　刘　良

2022年11月30日

谷 序

中医药学是打开中华文明宝库的钥匙。我们如何贯彻落实习近平总书记对中医药的重要论述？如何把中医药放在中华文明传承发展的历史长河中来审视？如何更有效传承中医药的文化价值？这些都是值得思考的问题。

中医经典《黄帝内经》《伤寒杂病论》《难经》《神农本草经》等著作，既是中医药文化的精髓，也是中医药守正创新的重要内容。诵读经典著作是传承精华的必由之路，只有诵读经典著作才能领悟到古代先贤的用意，才能强化人们在防治疾病实践中的应用。

北京中医药大学作为中医药的首善学府，始终坚持"立德树人，文化为本"，始终坚持"传承精华，守正创新"，始终以传播中医药文化作为自己的历史使命。

本人从事中医药高等教育工作三十余年，深切感受到诵读中医经典著作之艰辛与重要。怎样让学生从"诵读"到"悦读"？一直是每一个中医药教育工作者所面临的难题。

近日，北京中医药大学知名校友刘纪青，送来他按照中医经典著作创作的诗文丛书，我认真诵读了其中部分章节，顿觉不落窠臼，别开生面。

例如《黄帝内经》里有一段原文，"昔在黄帝，生而神灵，弱而能言，幼而徇养，长而敦敏，成而登天。"纪青校友将之译为如下诗文："黄帝生来便聪明，幼时善谈会领情，长大勤勉又敦厚，天子之位时年成。"化繁为简，朗朗上口，诵读起来毫不费力。其中功力，自不待言。

纪青校友曾在北京中医药大学中药专业就读，学习期间，他在医药圆融的教育氛围中学业精进，并培养了广泛的兴趣爱好，毕业后被分配到深圳市中医院工作。多年来，他一直利用业余时间致力于"中医药与诗词相结合"的研究，并陆续有中医药诗集和歌曲出版发行。他勤奋坚毅、热情执着的精神，常常令我钦佩不已。

这套诗文丛书共分四册，《诗香经典：〈黄帝内经·素问〉》《诗香经典：〈黄帝内经·灵枢〉》《诗香经典：〈伤寒杂病论〉》《诗香经典：〈难经〉〈神农本草经〉》，洋洋洒洒，蔚为大观。中医药与诗词相结合的形式，不仅丰富了中医药文化内涵，而且提高了诵读中医经典著作的效率，将会更有效地传承中医药的文化价值。

让我们在全新的语境中，一边品味中华诗词的芳香，一边领略中医药文化的奥妙。

正值本著作付梓之际，寥寥数语，爰以为序！

教育部中医学类教学指导委员会主任委员
中华中医药学会感染分会主任委员
北京中医药大学党委书记

谷晓红

2022年12月23日于北京

王 序

"诗青诗译中医古籍丛书之诗香经典"即将付梓。可喜可贺！

伟哉华夏，镶以岐黄，亘古未绝，惟我益彰。

中国文化，源远流长；博大精深，闲寂幽扬；

知行合一，表里阴阳，文明血脉，千年流淌。

文者圣说，化者育明。祖国医学，文化支撑；

尤重临床，论治辨证；儒释道哲，富含其中；

道德意识，实践行动。儒学归知，释道则行。

守正创新，精华传承；古文深奥，寓意难懂；

探赜索隐，必由路径。医药大家，诗人纪青；

踔厉奋发，勇毅前行；燃烛继晷，日夜兼程；

训诂释义，字句析清；诗香经典，浑然天成。

先贤用意，词少译明；古语奇崛，朗朗圆融；

化繁为简，全新语境；洋洋洒洒，百万句成；

等身巨著，汗浸血凝。前承古人，后启晚生；

文苑示范，译域引领；思路开拓，形式新颖；

感慨感佩，感激感动。丛书四册，付梓丹青。

发掘提高，创新传承。寥寥数语，爰为序情！

国家自然科学基金委员会中医学与中药学学科原主任

中华诗词学会医药界诗词工作委员会主任委员

北京中医药大学国医堂中医门诊部主任医师　　　王昌恩

教授、博士研究生导师

壬寅冬月

　　本人出生于历史悠久、人杰地灵、英才辈出的河北省河间市，历史上多个朝代曾在此设郡立国，建州置府。河间府素有"京南第一府"之称，毗邻扁鹊故里——任丘。河间曾涌现出许多对我国文明史起到重要影响的人物，唐代大诗人刘长卿、金元医学家刘完素等都居住于此。此外，赵人毛苌曾在诗经村（隶属河北省河间市）传授我国第一部诗歌总集《诗经》。经过人们的口口相传，《诗经》得以流传天下。

　　在家乡诗词氛围的熏陶下，再加上母亲的言传身教，我的心里从小就埋下了诗歌的种子，小学时期就已经熟读《诗经》和《唐诗三百首》。

　　在北京中医药大学读书期间，我经常在校刊上发表诗歌，并多次获得学校的各类奖项。

　　大学毕业后来到改革开放的前沿——深圳，被分配到深圳市中医院工作，在这片崇尚创新的热土上，我长期致力于中医药文化宣传工作，陆续出版发行了《路边俯拾遍地香》《诗香本草》《万里君行伴草花》等中医药诗集，以及《天使之歌》《本草歌》《方剂歌》《炮制歌》《食疗歌》《五禽戏歌》等音像作品。

　　中医药理论博大精深，内容丰富深奥，文字多以文言文为主，有些中医词汇晦涩难懂，需要翻译成现代语言，才容易理解，有些治疗技术"只能意会，不能言传"。中医药文化需要融会贯通，有着深厚扎实的传统文化基础，才能掌握中医药的精髓。

有感于此，最近几年，我又开始进行"中医药与诗词相结合"的研究，完成了《诗青诗译中医古籍丛书》，给晦涩难懂的中医药知识注入了诗词的元素，既增加了美感，又方便了诵读。

这套丛书是本人经过十余年的精心策划、勤学苦研而成，其间数易其稿，其中艰辛可想而知。本丛书先期出版四册，《诗香经典：〈黄帝内经·素问〉》《诗香经典：〈黄帝内经·灵枢〉》《诗香经典：〈伤寒杂病论〉》《诗香经典：〈难经〉〈神农本草经〉》，书中采用原文、诗青译文的体例，以深入浅出、朗朗上口的七言诗形式成书，旨在把大家带入一个轻松的语言环境，以便更好地学习和诵读中医经典著作。

本书的诗译内容均对照经典原文进行编写，由于部分内容的时代印记太明显，以及个人时间精力有限，自感不能完全把握其防治精髓，没有进行诗译，只是保留章节原文以维持原著思想的完整性。不足之处还请各位贤达提出宝贵意见，以便进一步修订提高。

刘纪青

2023年1月10日

目 录

伤寒论

2

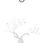

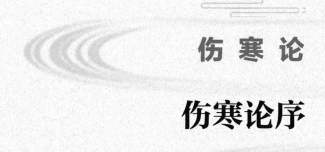

伤 寒 论

伤寒论序

原 文

夫《伤寒论》，盖祖述大圣人之意，诸家莫其伦拟。故晋皇甫谧序《甲乙针经》云：伊尹以元圣之才，撰用《神农本草》，以为《汤液》；汉张仲景论广《汤液》，为十数卷，用之多验；近世太医令王叔和，撰次仲景遗论甚精，皆可施用。是仲景本伊尹之法，伊尹本神农之经，得不谓祖述大圣人之意乎？

张仲景《汉书》无传，见《名医录》，云：南阳人，名机，仲景乃其字也。举孝廉，官至长沙太守。始受术于同郡张伯祖，时人言，识用精微过其师，所著论，其言精而奥，其法简而详，非浅闻寡见者所能及。自仲景于今八百余年，惟王叔和能学之，其间如葛洪、陶景、胡洽、徐之才、孙思邈辈，非不才也，但各自名家，而不能修明之。开宝中，节度使高继冲曾编录进上，其文理舛错，未尝考正。历代虽藏之书府，亦缺阙于雠校，是使治病之流，举天下无或知者。国家诏儒臣校正医书，臣奇续被其选。以为百病之急，无急于伤寒，今先校定张仲景《伤寒论》十卷，总二十二篇，证外合三百九十七法，除复重定有一百一十二方，今请颁行。

太子右赞善大夫臣高保衡、尚书屯田员外臣孙奇、
尚书司封郎中秘阁校理臣林亿等谨上

诗青译文

略。

伤寒论

伤寒卒病论集

原文

论曰：余每览越人入虢之诊，望齐侯之色，未尝不慨然叹其才秀也。怪当今居世之士，曾不留神医药，精究方术，上以疗君亲之疾，下以救贫贱之厄，中以保身长全，以养其生。但竞逐荣势，企踵权豪，孜孜汲汲，惟名利是务，崇饰其末，忽弃其本，华其外而悴其内，皮之不存，毛将安附焉？卒然遭邪风之气，婴非常之疾，患及祸至，而方震栗，降志屈节，钦望巫祝，告穷归天，束手受败。赍百年之寿命，持至贵之重器，委付凡医，恣其所措。咄嗟呜呼！厥身已毙，神明消灭，变为异物，幽潜重泉，徒为啼泣。痛夫！举世昏迷，莫能觉悟，不惜其命。若是轻生，彼何荣势之云哉？而进不能爱人知人，退不能爱身知己，遇灾值祸，身居厄地，蒙蒙昧昧，蠢若游魂。哀乎！趋世之士，驰竞浮华，不固根本，忘躯徇物，危若冰谷，至于是也！

余宗族素多，向余二百。建安纪年以来，犹未十稔，其死亡者，三分有二，伤寒十居其七。感往昔之沦丧，伤横夭之莫救，乃勤求古训，博采众方，撰用《素问》《九卷》《八十一难》《阴阳大论》《胎胪药录》，并平脉辨证，为《伤寒杂病论》，合十六卷。虽未能尽愈诸病，庶可以见病知源，若能寻余所集，思过半矣。

夫天布五行，以运万类，人禀五常，以有五脏。经络府俞，阴阳会通，玄冥幽微，变化难极。自非才高识妙，岂能探其理致哉？上古有神农、黄帝、岐伯、伯高、雷公、少俞、少师、仲文，中世有长桑、扁鹊，汉有公乘阳庆及仓公，下此以往，未之闻也。观今之医，不念思求经旨，以演其所知；各承家技，始终顺旧，省疾问病，务在口给；相对斯须，便处汤药，按寸不及尺，握手不及足；人迎趺阳，三部不参，动数发息，不满五十，短期未知决诊，九候曾无仿佛；明堂阙庭，尽不见察，所谓窥管而已。夫欲视死别生，实为难矣！

孔子云：生而知之者上，学则亚之。多闻博识，知之次也。余宿尚方术，请事斯语。

诗青译文

　　每读史记扁鹊传，秦越之人载史册，虢国诊病为太子，齐国又望齐侯色，无不激动又赞叹，才华胜过常人多。惊奇当今读书人，面对医药难用心，不求精医研方术，上疗父母与国君，下救病患于贫苦，中养生命于自身；只求荣华与权势，踮脚仰望权势门，追求名利世人勤；常常重视身外物，轻视养生为根本。虽然外表华贵样，身体憔悴虑在心。若是皮将不存在，毛将何处来依存？若是外邪突侵扰，疾病随时会莅临，震惊颤抖为常态，卑躬屈膝降身份，仰仗巫祝来祷告，巫祝若言方法尽，只好认命听上天，静待死亡束手擒。寿命本应为久长，身体本应最珍惜，若付无能平庸医，任其随意来处置。身体死亡时常见，变成鬼物精神失，深深埋在九泉下，后人徒来为哭泣。真是心痛而不已！世上文人皆糊涂，不将生命来爱惜。生命如此被淡漠，何谈荣华与权势？为官难把他人爱，疾苦更是无顾及；不官难把自身爱，身有隐患亦不急，若遇灾害与祸患，糊涂愚昧危机时，蠢笨无脑不出奇。吾悲天下读书人，荣华富贵逐时勤，身体总是被漠视，一生只向权利寻，不知薄冰时常履，不晓深谷时常临，真是让人极痛心！

　　吾族同宗人素多，从前人数超两百。自从建安元年始，三分之二已不在，十年时间还未到，尤其死于伤寒病，十分之七还开外。吾为宗族渐没落，人口丧失常感慨，亦为早死枉死者，不被救助生悲哀，勤奋研古求遗训，广集医方来记载，拿起《九卷》与《素问》，阴阳大论《难经》来，《胎胪药录》常选用，脉象证候亦辨明，书成《伤寒杂病论》，十六为卷在其中。纵使不包治百病，依据原理可追踪，他证若是再遇到，发病根源能理清。此书内容若运用，伤寒疾病诸问题，自然融会又贯通。

　　自然界中五行气，万物运转亦化生。人体禀承五常气，方有五脏之功能。经络腑输各其所，阴阳交会两相融，道理隐晦又玄妙，幽深奥秘隐其中，变化总是难尽穷，假如不是才学高，同时见识又精妙，其间意趣怎知晓？上古神农与黄帝，少俞少师与仲文，岐伯伯高和雷公，中古秦越长桑君，公乘阳庆汉仓公。看看当今之医生，医学经典不求研，著作深意未领会，再上层楼难上难；秉承家传之医技，沿袭旧法为终始；

察看疾病问病情，总是花言和巧语，应付患者不仔细；诊视患者时间短，处方开药却很急；诊脉只按寸部脉，从未接触尺部脉，只是按到手部脉，就是不按足部脉；人迎趺阳与寸口，不去参考三部脉；按己呼吸诊患者，脉搏跳动之次数，五十不到就结束；诊脉时间若过短，确定脉象有难度，九处脉部之脉候，模糊印象竟然无。诊察从来不仔细，鼻子前额与眉间。正如人们经常说，好似以管来看天。若欲辨识不治证，或是辨识能治证，实实在在很困难！

所以孔子曾有云：生来即可明事理，此人是为上等人，学习即可明事理，此人是为二等人，多方聆听常求教，广泛记取明事理，此人是为三等人。我素好医研方术，学而知之奉行勤，多闻博识亦遵循！

伤 寒 论

辨脉法第一

原文

问曰：脉有阴阳者，何谓也。答曰：凡脉大、浮、数、动、滑，此名阳也。脉沉、涩、弱、弦、微，此名阴也。凡阴病见阳脉者生，阳病见阴脉者死。

问曰：脉有阳结阴结者，何以别之。答曰：其脉浮而数，能食，不大便者，此为实，名曰阳结也，期十七日当剧。其脉沉而迟，不能食，身体重，大便反鞕，名曰阴结也，期十四日当剧。

问曰：病有洒淅恶寒，而复发热者何？答曰：阴脉不足，阳往从之，阳脉不足，阴往乘之。曰：何谓阳不足？答曰：假令寸口脉微，名曰阳不足，阴气上入阳中，则洒淅恶寒也。曰：何谓阴不足。答曰：尺脉弱，名曰阴不足，阳气下陷入阴中，则发热也。阳脉浮，阴脉弱者，则血虚，血虚则筋急也。其脉沉者，荣气微也。其脉浮，而汗出如流珠者，卫气衰也。荣气微者，加烧针，则血流不行，更发热而躁烦也。

脉蔼蔼如车盖者，名曰阳结也。

脉累累如循长竿者，名曰阴结也。

脉瞥瞥如羹上肥者，阳气微也。

脉萦萦如蜘蛛丝者，阳气衰也。

脉绵绵如泻漆之绝者，亡其血也。

脉来缓，时一止复来者，名曰结。脉来数，时一止复来者，名曰促。脉阳盛则促，阴盛则结，此皆病脉。

阴阳相抟，名曰动。阳动则汗出，阴动则发热。形冷恶寒者，此三焦伤也。若数脉见于关上，上下无头尾，如豆大，厥厥动摇者，名曰动也。

阳脉浮大而濡，阴脉浮大而濡，阴脉与阳脉同等者，名曰缓也。

脉浮而紧者，名曰弦也。弦者，状如弓弦，按之不移也。脉紧者，如转索无常也。

脉弦而大，弦则为减，大则为芤，减则为寒，芤则为虚，寒虚相抟，此名为革，妇人则半产漏下，男子则亡血失精。

问曰：病有战而汗出，因得解者，何也？答曰：脉浮而紧，按之反芤，此为本虚，故当战而汗出也。其人本虚，是以发战，以脉浮，故当汗出而解也。若脉浮而数，按之不芤，此人本不虚，若欲自解，但汗出耳，不发战也。

问曰：病有不战而汗出解者，何也？答曰：脉大而浮数，故知不战汗出而解也。

问曰：病有不战不汗出而解者，何也？答曰：其脉自微，此以曾经发汗、若吐、若下、若亡血，以内无津液，此阴阳自和，必自愈，故不战、不汗出而解也。

问曰：伤寒三日，脉浮数而微，病人身凉和者，何也？答曰：此为欲解也，解以夜半。脉浮而解者，濈然汗出也；脉数而解者，必能食也；脉微而解者，必大汗出也。

问曰：脉病欲知愈未愈者，何以别之？答曰：寸口、关上、尺中三处，大小、浮沉、迟数同等，虽有寒热不解者，此脉阴阳为和平，虽剧当愈。

师曰：立夏得洪。大脉，是其本位。其人病身体若疼重者，须发其汗。若明日身不疼不重者，不须发汗。若汗濈濈自出者，明日便解矣。何以言之？立夏脉洪大，是其时脉，故使然也。四时仿此。

问曰：凡病欲知何时得？何时愈？答曰：假令夜半得病者，明日日中愈；日中得病者，夜半愈。何以言之？日中得病夜半愈者，以阳得阴则解也；夜半得病，明日日中愈者，以阴得阳则解也。

寸口脉浮为在表，沉为在里，数为在腑，迟为在脏。假令脉迟，此为在脏也。

跌阳脉浮而涩，少阴脉如经也，其病在脾，法当下利。何以知之？若脉浮大者，气实血虚也。今跌阳脉浮而涩，故知脾气不足，胃气虚也，以少阴脉弦而浮才见。此为调脉，故称如经也。若反滑而数者，故知当屎脓也。

寸口脉浮而紧，浮则为风，紧则为寒。风则伤卫，寒则伤荣。荣卫俱病，骨节烦疼，当发其汗也。

跌阳脉迟而缓，胃气如经也。跌阳脉浮而数，浮则伤胃，数则动脾，此非本病，医特下之所为也。荣卫内陷，其数先微，脉反但浮，其人必大便鞕，气噫而除。何以言之？本以数脉动脾，其数先微，故知脾气不治，大便鞕，气噫而除。今脉反浮，其数改微，邪气独留，心中则饥，邪热不杀谷，潮热发渴，数脉当迟缓，脉因前后度数如法，病者则饥。数脉不时，则生恶疮也。

师曰：病人脉微而涩者，此为医所病也。大发其汗，又数大下之，其人亡血，病当恶寒，后乃发热，无休止时。夏月盛热，欲著复衣，冬月盛寒，欲裸其身，所以然者，阳微则恶寒，阴弱则发热。此医发其汗，使阳气微，又大下之，令阴气弱，五月之时，阳气在表，胃中虚冷，以阳气内微，不能胜冷，故欲著复衣；十一月之时，阳气在里，胃中烦热，以阴气内弱，不能胜热，故欲裸其身。又阴脉迟涩，故知亡血也。

脉浮而大，心下反鞭，有热，属脏者，攻之，不令发汗；属腑者，不令溲数。溲数则大便鞭，汗多则热愈，汗少则便难，脉迟尚未可攻。

脉浮而洪，身汗如油，喘而不休，水浆不下，体形不仁，乍静乍乱，此为命绝也。又未知何脏先受其灾，若汗出发润，喘不休者，此为肺先绝也。阳反独留，形体如烟熏，直视摇头者，此为心绝也。唇吻反青，四肢漐习者，此为肝绝也。环口黧黑，柔汗发黄者，此为脾绝也。溲便遗失，狂言，目反直视者，此为肾绝也。又未知何脏阴阳前绝，若阳气前绝，阴气后竭者，其人死，身色必青；阴气前绝，阳气后竭者，其人死，身色必赤，腋下温，心下热也。

寸口脉浮大，而医反下之，此为大逆。浮则无血，大则为寒，寒气相抟，则为肠鸣，医乃不知，而反饮冷水，令汗大出，水得寒气，冷必相抟，其人即𩖶。

趺阳脉浮，浮则为虚，浮虚相抟，故令气𩖶。言胃气虚竭也。脉滑则为哕，此为医咎，责虚取实，守空迫血。脉浮，鼻中燥者，必衄也。

诸脉浮数，当发热，而洒淅恶寒，若有痛处，饮食如常者，蓄积有脓也。

脉浮而迟，面热赤而战惕者，六七日当汗出而解；反发热者，差迟。迟为无阳，不能作汗，其身必痒也。

寸口脉阴阳俱紧者，法当清邪中于上焦，浊邪中于下焦。清邪中上，名曰洁也；浊邪中下，名曰浑也。阴中于邪，必内栗也。表气微虚，里气不守，故使邪中于阴也。阳中于邪，必发热头痛，项强颈挛，腰痛胫酸，所为阳中雾露之气，故曰清邪中上，浊邪中下。阴气为栗，足膝逆冷，便溺妄出，表气微虚，里气微急，三焦相溷，内外不通。上焦怫郁，脏气相熏，口烂食断也。中焦不治，胃气上冲，脾气不转，胃中为浊，荣卫不通，血凝不流。若卫气前通者，小便赤黄，与热相抟，因热作使，游于经络，出入脏腑，热气所过，则为痈脓。若阴气前通者，阳气厥微，阴无所使，客气内入，嚏而出之，声嘤咽塞，寒厥相追，为热所拥，血凝自下，状如豚肝，阴阳俱阙，脾气孤弱，五液注下，下焦不盍，清便下重，令便数难，齐筑湫痛，命将难全。

脉阴阳俱紧者，口中气出，唇口干燥，踡卧足冷，鼻中涕出，舌上胎滑，勿妄治也。到七日以来，其人微发热，手足温者，此为欲解；或到八日以上，反大发热者，此为难治。设使恶塞者，必欲呕也；腹内痛者，必欲利也。

脉阴阳俱紧，至于吐利，其脉独不解；紧去入安，此为欲解。若脉迟，至六七日不欲食，此为晚发，水停故也，为未解；食自可者，为欲解。病六七日，手足三部脉皆至，大烦而口噤不能言，其人躁扰者，必欲解也。脉若和，其人大烦，目重，睑内际黄者，此为欲解也。

脉浮而数，浮为风，数为虚，风为热，虚为寒，风虚相抟，则洒淅恶寒也。

脉浮而滑，浮为阳，滑为实，阳实相抟，其脉数疾，卫气失度，浮滑之脉数疾，发热汗出者，此为不治。

伤寒咳逆上气，其脉散者死。谓其形损故也。

诗青译文

问：

阴阳脉象分两脉，何理请你说明白？

答：

脉象浮数动滑大，有余之脉属阳脉，脉象沉涩微弦弱，不足之脉属阴脉，阴性病证若阳脉，正能胜邪预后良；阳性病证若阴脉，正不胜邪危时长。

问：

脉象阳结和阴结，两者究竟怎区别？

答：

脉象浮快能饮食，大便秘结叫阳结，预期若到十七日，病情加重可预期；脉象沉慢不能食，身重便硬叫阴结，预期若到十四日，病情加重亦可期。

问：

若是患者既恶寒，同时伴有发热证，是何原因请说明？

答：

阴有不足阳气乘，所以患者发热中；阳有不足阴气乘，所以患者恶寒中。

问：

阳有不足是何意？

答：

要用脉象来举例，寸口脉微阳不足，阳虚阴乘盛则寒，凉水洒在身上般。

问：

阴有不足又为何？

答：

尺部脉弱阴不足，阴虚阳乘盛则热，此时患者发热多。寸脉为浮尺脉弱，阳气外浮阴血虚。卫阳衰虚不外固，所以汗出如流珠；阴血亏虚筋不养，筋脉挛急此时出。若是患者脉为沉，营气衰弱要记住。营气衰弱烧针疗，更伤营阴助阳热，心中发热人烦躁。

阳结是因阳偏盛，脉象浮数如车盖。

阴结是因阴偏盛，脉象沉迟竹竿来。

脉象虚浮汤漂脂，阳气虚微为标志。

脉象微弱蜘蛛丝，阳气衰竭正其时。

脉象绵软大后细，状如倾倒之油漆，征象是为血大虚。

脉搏跳动若缓慢，时而一止又复跳，名为结脉要记牢。脉搏跳动若急促，时而一止又复跳，名为促脉要知晓。促脉是因阳盛致，结脉是因阴盛致，皆为病脉要明了。

阴阳相搏名为动。阳动会见人出汗，阴动发热时常见。若是形冷恶寒人，定是三焦受损伤。若是数脉见关上，上下皆是头尾长，豆大厥厥又动摇，名亦为动记心房。

阳脉浮大而且濡，阴脉浮大而且濡，阴脉阳脉若同等，其名为缓要记住。

脉浮紧张而有力，名为弦脉要牢记。所以名弦弓弦似，但是按之不能移；若是移动如转索，名为紧脉不多说。

脉象弦大中无力，征象即为减阳气；若是大而中无力，血虚表现芤脉实。阳气衰减而生寒，血虚则会脉芤现，若是弦芤脉并见，名为革脉到眼前。若是妇女见此脉，崩漏下血多流产；若是男子见此脉，失血失精为疾患。

问：

有些病证先颤抖，随之病愈而出汗，是何道理你谈谈？

答：

脉象浮紧兼表证，正气本虚按之空，汗出之前抖先行。脉浮邪势为向外，汗出而解方法行。若是脉象浮而数，正气不虚按不空，汗出表邪能自解，出汗之前不抖动。

问：

有些患者未寒战，自然病愈随出汗，是何道理再谈谈？

答：

患者脉大而浮数，正气旺盛祛邪足，寒战不发愈汗出。

问：

有些患者未寒战，病愈自然未出汗，是何道理再明言？

答曰：

患者脉象已微弱，曾经已下或亡血，或是发汗或呕吐，体内已经无津液，阴阳调和必自愈，不战不汗亦能解。

问：

患者伤寒已三天，脉象浮数而微弱，身上凉快未发热，是何原因你说说？

答：

将要痊愈之征兆，病解时间在半夜。若是脉浮而病解，正气驱邪于外面，此时全身应畅汗；若是脉数而病解，胃气旺盛食为先；若是脉微而病解，病邪已衰出大汗。

问：

若是临床察疾病，要想判断预后行，究竟怎样能分清？

答：

寸关与尺三脉象，大小浮沉迟数等，虽然寒热证未除，此种脉象阴阳平，即使病情很严重，仍能痊愈要知情。

患者立夏洪大脉，此脉夏令本应见，若是身体疼痛重，患者必须来发汗，若是次日痛为轻，发汗方法需走远，若是全身畅汗出，次日疾病解除完，若问此是何原因，夏令本脉应时间，预示正气很充足，能够顺应时令变，方知疾病能痊愈，它季脉象推亦然。

问曰：

欲知疾病何时得？欲知疾病何时愈？其中道理你说说。

答曰：

若是半夜得疾病，次日日中可痊愈；若是日中得疾病，待到半夜可痊愈。其中道理请说明？日中得病半夜愈，以阳得阴病能解。若是半夜得疾病，次日日中可痊愈，以阴得阳病能解。

寸口脉浮为在表，寸口脉沉为在里，寸口脉数为在腑，寸口脉迟为在脏。若是患者见脉迟，此为在脏记心上。

趺阳脉若浮而涩，少阴脉来如经时，其病在脾当下利。究竟如何才能知？若是脉浮且又大，此时气实又血虚。趺阳脉浮今而涩，脾气不足故可知，此时胃气亦为虚，少阴脉弦浮见时。此为调脉称如经。若反为滑且又数，当有屎脓亦可知。

寸口脉浮且又紧，浮则为风紧为寒。风则伤卫寒伤荣。骨节烦疼荣卫病，此时应当来发汗。

趺阳脉若迟而缓，胃气如经要牢记。趺阳脉若浮而数，浮则伤胃数动脾，此时并非本疾病，医生误下所为之。荣卫内陷数先微，此时有脉反见浮，大便必硬气噎除。何以言之说清楚？本以数脉来动脾，此时数脉微弱出，

故知脾气为不治，大便坚硬气噎除。今脉反浮数改微，邪气独留心中饥，邪热不能来杀谷，潮热发渴脉缓迟，脉因前后度数法，病患为饥在此时。若是数脉时不来，则生恶疮人须知。

老师说：

患者脉微而且涩，病变误治为过错。峻汗药来误发汗，所以阳气才虚弱，峻泻药来多攻下，阴阳俱虚损阴液，发热畏寒未休止，患者畏寒又发热。冬季寒冷鱼裸体，夏天炎热穿衣多。阳气衰弱会畏寒，阴血不足会发热。五月天气值盛夏，阳气趋表里阳弱，不胜阴寒想多衣；意欲裸体胃烦热，十一月冬潜阳气。患者尺部脉迟涩，所以判断是亡血。

脉象为浮而且大，反而硬满在心下，若属热结归在里，疗时不用发汗法；小便时多大便硬。热盛小便法不用，汗出较多邪有路，邪去热退病愈成，反之汗出若太少，伤津大便有困难。此时酌用攻下法，迟脉攻下莫须谈。

若是脉浮且又洪，身汗如油喘不休，水浆不下体不仁，静乱结合命绝头。未知何脏先受灾，若是汗出发目润，此时若是喘不止，肺绝为先记在心。若是有阳反独留，此时形体如烟熏，并有直视且摇头，心绝为先记在心。唇吻反青四肢习，肝绝为先记在心。环口黧黑柔汗黄，脾绝为先记在心。溲便遗失人狂言，眼睛反而为直视，肾绝为先记在心。再说未知是何脏，何脏阴阳为前绝，若是阳气为前绝，阴气在后而竭者，其人已死身青色；若是阴气为前绝，阳气在后而竭者，其人已死身赤色，腋下为温心下热。

若是寸口脉浮大，此时医生反下法，称为大逆要记得。浮则无血大则寒，寒气相搏肠则鸣，此时医生不知情，反而让饮冰冷水，使得患者出大汗，水得寒气在其中，冷必相搏嚏喉咙。

趺阳脉浮浮则虚，浮虚相搏故令气。胃气虚竭要记住。若是脉滑则为哕。此为医生之过错，责在己虚来取实，守空又把血来迫。若是脉浮鼻中燥，必然衄血不多说。

诸脉浮数当发热，洒淅恶寒似疼痛，若是饮食如平常，此时蓄积定有脓。

若是脉浮且又迟，面热而赤人战栗，汗出而解六七日。若是发热脉又迟。迟为无阳不发汗，其身必痒要知全。

阴阳俱紧寸口脉，法当清邪中上焦，法当浊邪中下焦。清邪中上洁为名；浊邪中下浑为名。阴中于邪必内栗，微虚表气正此时，里气难以来内守，邪中于阴要牢记。若是阳中在于邪，发热项强头又痛，颈挛胫酸腰亦疼，所为阳中雾露气，清邪中上故其名。若是浊邪中于下，阴气为栗要知情，足膝逆冷妄便溺，微虚表气此时行，亦有里气是微急，三焦相混内外闭，脏气相熏郁上焦，会有口烂又断食。中焦若是不治疗，此时胃气向上冲，脾气不转胃中浊，荣卫两者不畅通，血凝不流要知情，若是卫气前为通，小便赤黄要分明，与热相搏热作使，游于人体经络中，诸多脏腑有出入，热气所过为痈脓。若是阴气前为通，阳气厥微阴无使，客气内入出喷嚏，声嗢咽塞在此时，寒厥相逐热所拥，血凝自下要牢记，阴阳俱厥脉肝状，此时脾气为孤弱，此时五液全注下，此时下焦是不阖，大便次数频下重，拘急绞痛脐腹部。病重而危要记住。

阴阳俱紧脉之人，口中出气嘴唇燥，蜷卧足冷鼻出涕，舌上苔滑要知晓，莫要随便来治疗。微热七日手足温，此为欲解记在心。若是大热过八日，此病定是很难治。若是此时又恶寒，人欲呕吐是必然；若是还有腹内痛，此时欲利记心间。

阴阳俱紧脉之人，吐利其脉独不解，紧去人安为欲解。脉迟若至六七日，患者亦有不欲食，此为晚发为未解，因为在水已停止，为欲解者可自食。若病已至六七日，手足三部脉皆至，大烦口噤不能言，其人躁扰欲解时。脉象为和人烦甚，若是目重睑内黄，此为欲解记心上。

脉浮且数浮为风，数为虚来风为热，风虚相搏虚为寒，洒淅恶寒要记得。

若是脉象浮而滑，浮病在阳滑邪实，阳分邪实若太过，脉象又会数而急，卫气失去循行度，浮滑脉变为急数，并且发热有汗出，阴液外亡孤阳亢，不治死证无商量。

咳喘气逆伤寒病，散乱无根若脉形，大骨陷下形亦损，元气将散气绝踪，亦为不治之病证。

伤 寒 论

平脉法第二

原文

问曰：脉有三部，阴阳相乘，荣卫血气，在人体躬。呼吸出入，上下于中，因息游布，津液流通。随时动作，效象形容。春弦秋浮，冬沉夏洪。察色观脉，大小不同，一时之间，变无经常，尺寸参差，或短或长，上下乖错，或存或亡。病辄改易，进退低昂，心迷意惑，动失纪纲，愿为具陈，令得分明。师曰：子之所问，道之根源。脉有三部，尺寸及关。荣卫流行，不失衡铨。肾沉心洪，肺浮肝弦，此自经常，不失铢分。出入升降，漏刻周旋，水下百刻，一周循环。当复寸口，虚实见焉，变化相乘，阴阳相干。风则浮虚，寒则牢坚，沉潜水滀，支饮急弦。动则为痛，数则热烦，设有不应，知变所缘。三部不同，病各异端。大过可怪，不及亦然，邪不空见，终必有奸，审察表里，三焦别焉。知其所舍，消息诊看，料度腑脏，独见若神。为子条记，传与贤人。

师曰：呼吸者，脉之头也。初持脉，来疾去迟，此出疾入迟，名曰内虚外实也。初持脉，来迟去疾，此出迟入疾，名曰内实外虚也。

问曰：上工望而知之，中工问而知之，下工脉而知之，愿闻其说。师曰：病家人请云，病人苦发热，身体疼，病人自卧。师到诊其脉，沉而迟者，知其差也。何以知之？表有病者，脉当浮大，今脉反沉迟，故知愈也。假令病人云腹内卒痛，病人自坐，师到脉之，浮而大者，知其差也。何以知之？若里有病者，脉当沉而细，今脉浮大，故知愈也。

师曰：病家人来请云，病人发热烦极。明日师到，病人向壁卧，此热已去也。设令脉不和，处言已愈。设令向壁卧，闻师到，不惊起而盼视，若三言三止，脉之咽唾者，此诈病也。设令脉自和，处言此病大重，当须服吐下药，针灸数十百处乃愈。

师持脉，病人欠者，无病也。脉之呻者，病也。言迟者，风也。摇头言者，里痛也。行迟者，表强也。坐而伏者，短气也。坐而下一脚者，腰痛也。里实护腹，如怀卵物者，心痛也。

师曰：伏气之病，以意候之，今月之内，欲有伏气。假令旧有伏气，当须脉之。若脉微弱者，当喉中痛似伤，非喉痹也。病人云：实咽中痛。虽尔，今复欲下利。

问曰：人恐怖者，其脉何状？师曰：脉形如循丝累累然，其面白脱色也。

问曰：人不饮，其脉何类？师曰：脉自涩，唇口干燥也。

问曰：人愧者，其脉何类？师曰：脉浮而面色乍白乍赤。

问曰：经说脉有三菽、六菽重者，何谓也？师曰：脉人以指按之，如三菽之重者，肺气也；如六菽之重者，心气也；如九菽之重者，脾气也；如十二菽之重者，肝气也；按之至骨者，肾气也。假令下利，寸口、关上、尺中，悉不见脉，然尺中时一小见，脉再举头者，肾气也，若见损脉来至，为难治。

问曰：脉有相乘，有纵有横，有逆有顺，何谓也？师曰：水行乘火，金行乘木，名曰纵；火行乘水，本行乘金，名曰横；水行乘金，火行乘木，名曰逆；金行乘水，木行乘火，名曰顺也。

问曰：脉有残贼，何谓也？师曰：脉有弦、紧、浮、滑、沉、涩，此六脉名曰残贼，能为诸脉作病也。

问曰：脉有灾怪，何谓也？师曰：假令人病，脉得太阳，与形证相应，因为作汤。比还送汤，如食顷，病人乃大吐，若下利，腹中痛。师曰：我前来不见此证，今乃变异，是名灾怪；又问：何缘作此吐利？答曰：或有旧时服药，今乃发作，故名灾怪耳。

问曰：东方肝脉，其形何似？师曰：肝者，木也，名厥阴，其脉微弦，濡弱而长，是肝脉也。肝病自得濡弱者，愈也。假令得纯弦脉者，死。何以知之？以其脉如弦直，此是肝脏伤，故知死也。

南方心脉，其形何以？师曰：心者，火也，名少阴，其脉洪大而长，是心脉也。心病自得洪大者，愈也。假令脉来微去大，故名反，病在里也。脉来头小本大者，故名覆，病在表也。上微头小者，则汗出；下微本大者，则为关格不通，不得尿。头无汗者可治，有汗死。

西方肺脉，其形何似？师曰：肺者，金也，名太阴，其脉毛浮也，肺病自得此脉。若得缓迟者，皆愈；若得数者，则剧。何以知之？数者，南方火，火克西方金，法当痈肿，为难治也。

问曰：二月得毛浮脉，何以处言至秋当死？师曰：二月之时，脉当濡弱，反得毛浮者，故知至秋死。二月肝用事，肝属木，脉应濡弱，反得毛浮脉者，是肺脉也。肺属金，金来克木，故知至秋死。他皆仿此。

师曰：脉肥人责浮，瘦人责沉。肥人当沉，今反浮；瘦人当浮，今反沉，故责之。

师曰：寸脉下不至关，为阳绝；尺脉上不至关，为阴绝。此皆不治，决死也。若计其余命生死之期，期以月节克之也。

师曰：脉病人不病，名曰行尸，以无王气，卒眩仆不识人者，短命则死。人病脉不病，名曰内虚，以无谷神，虽困无苦。

问曰：翕奄沉，名曰滑，何谓也？师曰：沉为纯阴，翕为正阳，阴阳和合，故令脉滑。关尺自平，阳明脉微沉，食饮自可。少阴脉微滑，滑者，紧之浮名也，此为阴实，其人必股内汗出，阴下湿也。

问曰：曾为人所难，紧脉从何而来？师曰：假令亡汗，若吐，以肺里寒，故令脉紧也。假令咳者，坐饮冷水，故令脉紧也。假令下利，以胃虚冷，故令脉紧也。

寸口卫气盛，名曰高。荣气盛，名曰章。高章相抟，名曰纲。卫气弱，名曰惵。荣气弱，名曰卑。惵卑相抟，名曰损。卫气和，名曰缓。荣气和，名曰迟。迟缓相抟，名曰沉。

寸口脉缓而迟，缓则阳气长，其色鲜，其颜光，其声商，毛发长；迟则阴气盛，骨髓生，血满，肌肉紧薄鲜鞕。阴阳相抱，荣卫俱行，刚柔相搏，名曰强也。

跌阳脉滑而紧，滑者胃气实，紧者脾气强。持实击强，痛还自伤，以手把刃，坐作疮也。

寸口脉浮而大，浮为虚，大为实。在尺为关，在寸为格。关则不得小便，格则吐逆。

跌阳脉伏而涩，伏则吐逆，水谷不化，涩则食不得入，名曰关格。

脉浮而大，浮为风虚，大为气强，风气相抟，必成瘾疹，身体为痒。痒者，名泄风，久久为痂癞。

寸口脉弱而迟，弱者卫气微，迟者荣中寒。荣为血，血寒则发热；卫为气，气微者心内饥，饥而虚满，不能食也。

跌阳脉大而紧者，当即下利，为难治。

寸口脉弱而缓，弱者阳气不足，缓者胃气有余，噫而吞酸，食卒不下，气填于膈上也。

跌阳脉紧而浮，浮为气，紧为寒，浮为腹满，紧为绞痛。浮紧相抟，肠鸣而转，转即气动，膈气乃下。少阴脉不出，其阴肿大而虚也。

寸口脉微而涩，微者卫气不行，涩者荣气不逮。荣卫不能相将，三焦无所仰，身体痹不仁。荣气不足，则烦疼口难言；卫气虚者，则恶寒数欠。三焦不归其部，上焦不归者，噫而酢吞；中焦不归者，不能消谷引食；下焦不归者，则遗溲。

趺阳脉沉而数，沉为实，数消谷，紧者病难治。

寸口脉微而涩，微者卫气衰，涩者荣气不足。卫气衰，面色黄，荣气不足，面色青。荣为根，卫为叶，荣卫俱微，则根叶枯槁而寒栗、咳逆、唾腥、吐涎沫也。

趺阳脉浮而芤，浮者卫气虚，芤者荣气伤，其身体瘦，肌肉甲错，浮芤相抟，宗气微衰，四属断绝。

寸口脉微而缓，微者卫气疏，疏则其肤空；缓者胃气实，实则谷消而水化也。谷入于胃，脉道乃行，而入于经，其血乃成。荣盛则其肤必疏，三焦绝经，名曰血崩。

趺阳脉微而紧，紧则为寒，微则为虚，微紧相抟，则为短气。

少阴脉弱而涩，弱者微烦，涩者厥逆。

趺阳脉不出，脾不上下，身冷肤鞕。

少阴脉不至，肾气微，少精血，奔气促迫，上入胸膈，宗气反聚，血结心下，阳气退下，热归阴股，与阴相动，令身不仁，此为尸厥，当刺期门、巨阙。

寸口脉微，尺脉紧，其人虚损多汗，知阴常在，绝不见阳也。

寸口诸微亡阳，诸濡亡血，诸弱发热，诸紧为寒。诸乘寒者，则为厥，郁冒不仁，以胃无谷气，脾涩不通，口急不能言，战而栗也。

问曰：濡弱何以反适十一头？师曰：五脏六腑相乘，故令十一。

问曰：何以知乘腑，何以知乘脏？师曰：诸阳浮数为乘腑，诸阴迟涩为乘脏也。

诗青译文

问：

脉象三部寸关尺，相互阴阳而依存。脉动营卫与气血，密联肺气记在心。随人呼吸行体内，循环上下布周身，故有脉动常出勤。人与天地相适应，四时变化与相同，四时变化随脉亦，呈现形态为多种。春脉为弦秋脉浮，冬脉象沉夏脉洪。脉象相异有大小，同一时间亦不定。尺寸脉象有参差，或长或短亦不齐；脉象相异可上下，脉搏或在或消失。人自生来脉时变，快慢浮沉或常见。此间道理人易惑，时常纲领会迷失，还请老师详陈述，以便明白又清晰。

老师答：

刚才听君一席话，医道之中常提出，寸关尺脉有三部，秤之轻重确无误。荣卫流行尺长短，肾沉心洪肺脉浮，正常本脉肝脉弦，差错丝毫不应出。呼吸出入营卫行，漏刻时间身循环。漏刻中水下百刻，循环一周之时间。寸口按时察虚实，明了阴阳盛衰偏。感受风邪浮虚脉，感受寒邪脉牢坚，水饮停蓄沉伏脉，支饮为害脉急弦，动脉主痛数热甚。脉不对症需求根。寸关尺脉若有异，疾病亦是有异同。脉搏太过是病态，脉搏不及病态行。邪气岂是空无见，欲寻其根究其源。审察疾病在表里，上中下分三焦辨，明确邪气所犯位，脏腑盛衰显易见。以上几点若掌握，见解独到又高超。为传世间有识人，记录下来且分条。

老师说：

呼吸以脉为标准。脉有来快或去迟，呼时脉快吸时慢，此为内虚与外实。脉有来慢或去快，呼时脉慢吸时快，此为外虚与内实。

问：

若是高明之医生，察言观色知病情，若是一般之医生，询问患者知病情，若是低下之医生，诊断脉搏知病情。是何道理请说明？

老师答：

患者家属来求医，言说热甚身又疼，患者睡到自然醒。若是诊脉沉而迟，将要痊愈人轻松。究竟为何如此说？发热身痛是表证，脉应浮大反沉迟，邪气已衰病愈中。患者诉腹突然痛，安然自坐却能行，脉为浮大病将好。依据为何怎知晓？腹内疼痛病在里，里有病脉应沉细，现今浮大见阳脉，疾病正愈邪又败。

老师说：

患者家里来人说，病患发热烦扰多。次日医师到病家，看到患者向壁卧，脉虽未和热已退，此病将愈不啰嗦。假使患者向壁卧，听说医师已来到，起身不慌目怒视，几次欲语又停了，医生给他诊脉时，伪装行诈咽唾沫，此时即使正常脉，故意疾病重里说，开具大吐大下药，针灸数十百处多，莫被诈病来迷惑。

医生诊脉患者时，若有呵欠是无病；若是呻吟是有病；说话迟钝是风病；行动迟缓筋脉急；说话摇头是里痛；俯伏而坐是短气；难以正坐是腰痛；护腹抱蛋不放手，惧怕碰触脘腹痛。

老师说：

伏气疾病可推理，若是月有伏邪气，脉象变化要注意。若是脉象为微弱，当伴喉部有疼痛，似乎受伤与类似，喉痹相比又不同。人说确实痛在咽，此刻又要腹泻中。

问：

恐惧惊怕脉为何？

老师答：

脉形指按像丝线，细小无力却连贯，面部失色苍白脸。

问：

人未饮水脉怎样？

师答：

脉象涩而不流利，口唇干燥涩脉象。

问：

人羞脉是何表现？

老师答：

脉浮红白面色见。

问：

古时《难经》曾有说：脉有三菽六菽重，究竟何意说来听？

师答：

医生以手来按脉，轻按重如豆三粒，此时切得为肺脉，轻按重如豆六粒，此时切得为心脉，轻按重如豆九粒，此时切得为脾脉，轻按如豆十二粒，此时切得为肝脉，按之至骨为肾脉。假使患者腹泻患，寸关尺脉按不来，尺部脉间或轻见，呼吸再动鼓指外，肾气未竭要明白；若是损脉来出现，难以治疗是必然。

问：

凡脉皆有互相乘，逆顺两克与纵横，此间何意请说明？

师答：

水克火来金克木，克其所胜任放纵。火克水来木克金，反克不胜叫横行。水克金来火克木，所以为逆子克母。金克水来木克火，母来克子顺为名。

问：

邪气伤人之病脉，是何原因请道来？

老师答：

弦紧沉涩浮滑脉，六种脉象受侵害。

问：

脉有灾怪请说明？

老师答：

若是脉证太阳病，给予汤药治此病。回家服药顿饭后，大吐下利兼腹痛。医说开始无此症，灾怪就是异常行。

又问：

腹泻呕吐请明了？

回答说：

患者曾服其他药，引来灾怪来胡闹。

问：

东方肝脉又怎样？

老师答：

厥阴肝木为平脉，脉象微弦濡弱长，疾病将愈濡弱脉，单纯弦脉预不良，肝受损害记心上。

问：

南方心脉再说说？

老师说：

心在五行属于火，心在六气属少阴，其脉洪大且又长，心之平和脉象真。心病若见洪大脉，易于痊愈为常态。若是脉来微去大，反常名反病里家；寸脉若小尺脉大，里邪向表覆名加，此时疾病在于表；易汗寸脉较微小；若是尺脉为微大，关格不通无小便，头汗若无尚可治；头汗若有人快完。

问：

西方肺脉又如何？

老师答：

肺属于金叫太阴，脉如毛浮是平脉。肺病若见此时脉，或见缓迟痊愈快。若是数脉来出现，疾病将增累连连。脉数南方火邪盛，火克西方金痛肿，此病难治要知情。

问：

二月脉象若毛浮，为何秋天人会死？

老师说：

二月脉象应软弱，现在反得毛浮脉，秋天当死来得快。二月为肝当令时，肝木脉象应软弱，反见肺脉为毛浮，肺于五行金为属，肺金能克肝为木，秋天金旺死亡出。其余各季脉象变，此理照推亦相符。

老师说：

肥胖之人来诊脉，脉浮寻求致浮因；瘦弱之人来诊脉，脉沉寻求致沉根。肥胖脉象本应沉，若是见浮应求真；瘦弱脉象本应浮，若是见沉应求本，两者皆为反常脉，原因应该找出来。

老师说：

寸脉下行不至关，阳绝病证来出现，尺脉上行不至关，阴绝病证来出现，皆为疾病不可治，预后必死定无疑。若要预计生死期，季节相克去推理。

老师说：

脉象有病形无病，此为行尸冠其名，脏腑之气已衰竭，突然昏眩若仆倒，不省人事会折天。脉象正常形有病，此为内虚冠其名，水谷之气缺乏中，虽然身体有困苦，太大危害却是无。

问：

脉搏浮动忽然沉，滑脉如何说清楚？

师答：

少阴纯阴是为沉，阳明正阳是为翁，浮沉起伏若并见，阴阳和合是为源，圆转流利滑脉成，关尺部位平自然。阳明微沉饮食行；少阴脉滑升浮紧，此时邪实在少阴，大腿内侧会出汗，阴部潮湿印留痕。

问：

我曾被人来问难，紧脉如何你谈谈？

老师答：

发汗太过或催吐，肺脏虚寒致紧脉；患者咳嗽喝冷水，寒饮内停致紧脉；虚寒腹泻胃虚寒，紧脉同样可以来。

若是诊断寸口脉，卫气盛实高为名；荣气盛实章为名；高章合聚纲为名；卫气虚弱惵为名；荣气虚弱卑为名；惵卑合聚损为名；卫气平和缓为名；荣气平和迟为名；缓迟合聚沉为名。

寸口脉象缓而迟，缓脉卫气调和象，卫气充盛行于外，皮肤光鲜明又亮，声音高亢又清晰，毛发生长为盛旺；迟脉营卫象调和，营血充盛在内方，骨髓生长血脉盛，肌肉丰腴人强壮。阴阳相互两促进，营卫之气才通畅，刚柔相济身无恙。

趺阳脉若滑而紧，滑则说明盛胃阳，紧为脾气阴邪盛。寒热相击脾胃伤，如同用手握刀刃，有痛方知血流淌。

寸口脉浮而且大，脉浮是为正气虚，脉大是为邪有加。浮大若是见尺部，是为正气虚于下，邪气关闭在下焦，小便不通即关卡；浮大若见在寸部，是为正气虚于上，邪气格拒在上焦，吐逆为格记心房。

趺阳脉伏又兼涩，伏则呕吐逆向上，水谷不能被消化，涩则饮食难入口，名为关格心里藏。

脉象为浮且又大，浮是感受外风邪，大是邪气盛有加。风邪正气相搏结，轻者皮肤是出疹，泄风身痒手常抓；重者风邪久不去，皮肤溃烂有结痂，形成痂癞不足夸。

寸口脉弱且又迟，弱是卫气不充足，迟是荣中有寒出，荣血受寒则发热，卫阳若微心饥饿，虽然人有饥饿感，虚满难食要记得。

趺阳脉大且又紧，脉大虚紧寒为盛，正虚阴寒邪更甚，腹泻难愈亦相应。

寸口脉弱且又缓，弱是胃中阳不足，缓是胃中有余谷，噫气吞酸食难入，此为气滞难消化，填塞膈上人痛苦。

趺阳脉浮且又紧，浮为虚紧寒为甚，气虚腹部有胀满，寒甚在腹绞痛心。气虚寒甚两相合，腹中常闻肠鸣音，腹中气机若转动，胸膈壅滞可下行。少阴脉象若不现，虚寒之气结下焦，外阴肿大且疼痛。

寸口脉微且又涩，微是卫气衰不行，涩是荣气弱不及，荣卫相助两不能，三焦依靠皆失去，身体麻痹不痒痛。

荣气不足身疼烦，有口难开无语言；卫气虚弱恶寒洒，呵欠频频苦连天。三焦不能司其职，上焦失职噫吞酸；中焦失职不消谷，难以进食饥肠辘；下焦失职无门下，二便失禁倾巢出。

趺阳脉沉且又数，沉主邪实在内部，数来主热消水谷，容易治疗心有数。脉不沉数而沉紧，难治证候里寒甚。

寸口脉微且又涩，微是卫气较衰弱，涩是荣血已不多；卫气衰弱面萎黄，荣血不足面青色。荣如根本枝叶卫，荣卫俱衰两凋谢，根枝叶枯要记得，寒栗咳嗽随气逆，唾痰腥臭吐涎沫，荣卫俱衰悲催过。

趺阳脉浮且又芤，浮是卫气为正虚，芤是营气损伤中，营卫之气有衰微，形体不能被充养，皮肤粗糙身消瘦，皮肤干燥鳞甲状。

寸口脉微且又缓，微是卫气不能固，此为腠理空虚处；缓是胃气盈余有，饮食消化正如初。食物有胃来消化，脉道运行才能佳，津液输送至经脉，荣血形成人人夸。荣盛不与卫相和，肤疏卫虚难固牢，三焦正常功能去，下血崩时如涌潮。

趺阳脉微且又紧，紧是里寒气虚微。脾胃虚寒微紧合，中气不足短气归。

少阴脉弱且又涩，弱则心中有微烦，涩则手足逆冷寒。

趺阳脉隐伏不显，脾阳衰微平常见。脾虚难以来运化，精微不养人上下，身冷皮肤硬又差。

少阴脉若难按到，精血不足肾气少。气向上走迫胸膈，以致宗气反聚多，血结心下难流过。有气下陷而阳热，趋于阴部腿内侧，其与阴气相搏动，身体失去知觉中，尸厥为名要记住，急救针法适宜用，期门巨阙刺才行。

寸部脉微尺部紧，微为阳气衰微中，紧是阴寒有内盛。阴邪常盛阳为衰，患者虚弱汗多来。

寸口脉微阳为虚，凡是脉濡血皆虚，凡是脉弱多发热，凡是脉紧寒邪客；大凡阳虚血少人，发生厥逆受寒侵，突然昏迷失知觉，胃阳素虚谷气缺，脾为运化涩不畅，战栗不语口紧张。

问：

濡弱脉宜十一脏，请问又是怎么样？

老师答：

濡弱胃气调和脉，五脏六腑克生忙，皆赖胃气来滋养，濡弱脉宜十一脏。

问：

如何才知病入腑？如何又知病入脏？

老师答：

阳脉浮数病入腑；阴脉迟涩病入脏。

伤 寒 论

伤寒例第三

原 文

四时八节二十四气七十二候决病法

立春正月节斗指艮　雨水正月中指寅

惊蛰二月节指甲　春分二月中指卯

清明三月节指乙　谷雨三月中指辰

立夏四月节指巽　小满四月中指巳

芒种五月节指丙　夏至五月中指午

小暑六月节指丁　大暑六月中指未

立秋七月节指坤　处暑七月中指申

白露八月节指庚　秋分八月中指酉

寒露九月节指辛　霜降九月中指戌

立冬十月节指乾　小雪十月中指亥

大雪十一月节指壬　冬至十一月中指子

小寒十二月节指癸　大寒十二月中指丑

（二十四气，节有十二，中气有十二，五日为一候，气亦同，合有七十二候，决病生死，此须洞解之也。）

《阴阳大论》云：春气温和，夏气暑热，秋气清凉，冬气冰冽，此则四时正气之序也。冬时严寒，万类深藏，君子固密，则不伤于寒。触冒之者，乃名伤寒耳。其伤于四时之气，皆能为病。以伤寒为毒者，以其最成杀厉之气也。中而即病者，名曰伤寒；不即病者，寒毒藏于肌肤，至春变为温病，至夏变为暑病。暑病者，热极重于温也。是以辛苦之人，春夏多温热病者，皆由冬时触寒所致，非时行之气也。凡时行者，春时应暖而反大寒，夏时应热而反大凉，秋时应凉而反大热，冬时应寒而反大温。此非其时而有其气，是以一岁之中，长幼之病多相似者，此则时行之气也。夫欲候知四时正气为病，及时行疫气之法，皆当按斗历占之。九月霜降节后宜渐寒，向冬大寒，至正月雨水节后宜解也。所以谓之雨水者，以冰雪解而为雨水故也。至惊蛰二月节后，气渐和暖，向夏大热，至秋便凉。从霜降以后，至春分以前，凡有触冒霜露，体中寒即病者，谓之伤寒也。九月十月，寒气尚微，为病则轻；十一月十二月，寒冽已严，为病则重。正月二月，寒渐将解，为病亦轻。此以冬时不调，适有伤寒之人，即为病也。其冬有非节之暖者，名曰冬温。冬温之毒，与伤寒大异。冬温复有先后，更相重沓，亦有轻重，为治不同，证如后章。从立春节后，其中无暴大寒，又不冰雪，而有人壮热为病者，此属春时阳气发于冬时伏寒，变为温病。从春分以后至秋分节前，天有暴寒者，皆为时行寒疫也。三月四月，或有暴寒，其时阳气尚弱，为寒所折，病热犹轻。五月六月，阳气已盛，为寒所折，病热则重。七月八月，阳气已衰，为寒所折，病热亦微，其病与温及暑病相似，但治有殊耳。十五日得一气，于四时之中，一时有六气，四六名为二十四气。然气候亦有应至仍不至，或有未应至而至者，或有至而太过者，皆成病气也。但天地动静，阴阳鼓击者，各正一气耳。是以彼春之暖，为夏之暑；彼秋之忿，为冬之怒。是故冬至之后，一阳爻升，一阴爻降也。夏至之后，一阳气下，一阴气上也。斯则冬夏二至，阴阳合也；春秋二分，阴阳离也。阴阳交易，人变病焉。此君子春夏养阳，秋冬养阴，顺天地之刚柔也。小人触冒，必婴暴疹。须知毒烈之气，留在何经，而发何病，详而取之。是以春伤于风，夏必飧泄；夏伤于暑，秋必病疟；秋伤于湿，冬必咳嗽；冬伤于寒，春必病温。此必然之道，可不审明之。伤寒之病，逐日浅深，以施方治。今世人伤寒，或始不早治，或治不对病，或日数久淹，困乃告医。医人又不依次第而治之，则不中病，皆宜临时消息制方，无不效也。今搜采仲景旧论，录其证候、诊脉声色、对病真方有神验者，拟防世急也。

又土地温凉，高下不同；物性刚柔，飱居亦异。是故黄帝兴四方之问，岐伯举四治之能，以训后贤，开其未悟者。临病之工，宜须两审也。

凡伤于寒，则为病热，热虽甚，不死。若两感于寒而病者，必死。

尺寸俱浮者，太阳受病也，当一二日发。以其脉上连风府，故头项痛，腰脊强。

尺寸俱长者，阳明受病也，当二三日发。以其脉夹鼻络于目，故身热目疼鼻干，不得卧。

尺寸俱弦者，少阳受病也，当三四日发。以其脉循胁络于耳，故胸胁痛而耳聋。此三经皆受病，未入于腑者，可汗而已。

尺寸俱沉细者，太阴受病也，当四五日发。以其脉布胃中，络于嗌，故腹满而嗌干。

尺寸俱沉者，少阴受病也，当五六日发。以其脉贯肾，络于肺，系舌本，故口燥舌干而渴。

尺寸俱微缓者，厥阴受病也，当六七日发。以其脉循阴器络于肝，故烦满而囊缩。此三经皆受病，已入于腑，可下而已。

若两感于寒者，一日太阳受之，即与少阴俱病，则头痛，口干，烦满而渴；二日阳明受之，即与太阴俱病，则腹满，身热，不欲食，谵语；三日少阳受之，即与厥阴俱病，则耳聋，囊缩而厥，水浆不入，不知人者，六日死。若三阴三阳、五脏六腑皆受病，则荣卫不行，脏腑不通，则死矣。其不两感于寒，更不传经，不加异气者，至七日太阳病衰，头痛少愈也；八日阳明病衰，身热少歇也；九日少阳病衰，耳聋微闻也；十日太阴病衰，腹减如故，则思饮食；十一日少阴病衰，渴止舌干，已而嚏也；十二日厥阴病衰，囊纵，少腹微下，大气皆去，病人精神爽慧也。若过十三日以上不间，寸尺陷者，大危。若更感异气，变为他病者，当依后坏病证而治之。若脉阴阳俱盛，重感于寒者，变成温疟。阳脉浮滑，阴脉濡弱者，更遇于风，变为风温。阳脉洪数，阴脉实大者，更遇温热，变为温毒，温毒为病最重也。阳脉濡弱，阴脉弦紧者，更遇温气，变为温疫。以此冬伤于寒，发为温病，脉之变证、方治如说。

凡人有疾，不时即治，隐忍冀差，以成痼疾。小儿女子，益以滋甚。时气不和，便当早言，寻其邪由，及在腠理，以时治之，罕有不愈者。患人忍之，数日乃说，邪气入脏，则难可制。此为家有患，备虑之要。凡作汤药，不可避晨夜，觉病须臾，即宜便治，不等早晚，则易愈矣。如或差迟，病即传变，虽欲除治，必难为力。服药不如方法，纵意违师，不须治之。

凡伤寒之病，多从风寒得之。始表中风寒，入里则不消矣。未有温覆而当不消散者。不在证治，拟欲攻之，犹当先解表，乃可下之。若表已解，而内不消，非大满，犹生寒热，则病不除。若表已解，而内不消，大满大实坚有燥屎，自可除下之。虽四五日，不能为祸也。若不宜下，而便攻之，内虚热入，协热遂利，烦躁诸变，不可胜数，轻者困笃，重者必死矣。

夫阳盛阴虚，汗之则死，下之则愈；阳虚阴盛，汗之则愈，下之则死。夫如是，则神丹安可以误发，甘遂何可以妄攻。虚盛之治，相背千里，吉凶之机，应若影响，岂容易哉！况桂枝下咽，阳盛则毙；承气入胃，阴盛以亡。死生之要，在乎须臾，视身之尽，不暇计日。此阴阳虚实之交错，其候至微；发汗吐下之相反，其祸至速，而医术浅狭，懵然不知病源，为治乃误，使病者殒殁，自谓其分，至令冤魂塞于冥路，死尸盈于旷野，仁者鉴此，岂不痛欤！

凡两感病俱作，治有先后，发表攻里，本自不同，而执迷用意者，乃云神丹甘遂合而饮之，且解其表，又除其里，言巧似是，其理实违。夫智者之举错也，常审以慎；愚者之动作也，必果而速。安危之变，岂可诡哉！世上之士，但务彼羿习之荣，而莫见此倾危之败，惟明者居然能护其本，近取诸身，夫何远之有焉？

凡发汗温服汤药，其方虽言日三服，若病剧不解，当促其间，可半日中尽三服。若与病相阻，即便有所觉。病重者，一日一夜当晬时观之。如服一剂，病证犹在，故当复作本汤服之。至有不肯汗出，服三剂乃解；若汗不出者，死病也。

凡得时气病，至五六日，而渴欲饮水，饮不能多，不当与也，何者？以腹中热尚少，不能消之，便更与人作病也。至七八日，大渴欲饮水者，犹当依证与之，与之常令不足，勿极意也。言能饮一斗，与五升。若饮而腹满，小便不利，若喘若哕，不可与之也。忽然大汗出，是为自愈也。

凡得病，反能饮水，此为欲愈之病。其不晓病者，但闻病饮水自愈，小渴者乃强与饮之，因成其祸，不可复数也。

凡得病，厥脉动数，服汤药更迟；脉浮大减小，初躁后静，此皆愈证也。

凡治温病，可刺五十九穴。又身之穴，三百六十有五，其三十穴，灸之有害；七十九穴，刺之为灾，并中髓也。

脉四损，三日死。平人四息，病人脉一至，名曰四损。

脉五损，一日死。平人五息，病人脉一至，名曰五损。

脉六损，一时死。平人六息，病人脉一至，名曰六损。

脉盛身寒，得之伤寒；脉虚身热，得之伤暑。脉阴阳俱盛，大汗出不解者死。脉阴阳俱虚，热不止者死。脉至乍数乍疏者死。脉至如转索，其日死。谵言妄语，身微热，脉浮大，手足温者生。逆冷，脉沉细者，不过一日死矣。此以前是伤寒热病证候也。

诗青译文

《阴阳大论》曾经说：春天气候为温暖，夏天气候为炎热，秋天气候为凉爽，冬天气候严寒多，规律变化要记得。冬季生灵皆藏匿，养生之人顺自然，顺应规律来预防，寒邪伤害定去远。若是不慎受寒邪，此时病名为伤寒。四时之气皆致病，伤寒邪气最严重，危害最大要知情。若是人体受寒后，即时发病叫伤寒。若是发病未及时，寒毒藏在人体间，及至春天再发病，成为温病温暖天；及至夏天再发病，成为暑病高热天。生活劳苦普通人，春夏多患温热病，冬天受寒寒毒匿，时行之邪病难行。常说所谓时行气，气候皆为反时令，春季应暖反而冷，夏季应热反而凉，秋季应凉反酷热，冬季应寒暖异常。时行邪气若感受，患病不分老与幼。欲知正常气候病，以及疫气怎形成，斗历测候推算行。农历九月后霜降，天气应是渐寒凉，冬天甚冷比平常，直到次年正月后，冷渐解除人不慌。雨水节名初为由，冰雪化成雨水流。惊蛰二月节气后，气候逐渐变温暖，夏季炎热人难过，秋季凉爽人舒坦。霜降以后春分前，触冒霜露受寒邪，即时发病叫伤寒。九十月间不太冷，发病多为轻与浅；十一十二冷太甚，发病严重成必然；正月二月冷渐解，发病亦是轻微些。皆为冬时调不当，恰巧又受外寒邪，即时发作生疾病，感受冬暖疾病成，此为冬温美其名。冬温病邪伤寒异，冬温发病有早迟，相互重复又杂沓，病势轻重各有时，治疗方法亦不同，下篇内容会涉及。先说若过立春节，尚未突现严寒天，又无结冰和下雪，高热疾病却出现，春天阳气是升发，冬藏寒邪被引动，温热疾病会发生。春秋两分节之前，若是天气骤冷寒，由此而得是热病，时行寒疫记心间。三四月间或骤寒，此时阳气较微弱，寒邪受伤若生病，发热轻微要记得。五六月间阳旺盛，寒邪受伤若生病，发热定是很严重。七八月间阳渐衰，寒邪受伤若生病，发热定是较微轻。寒疫温病与暑病，治法虽似却不同。常说一年有四季，十五整天一节气，一个季度六节气，一年二十四节气。气候相应于节气。气候变化太复杂，有时节气已来到，有时气候却未到；有时节气未来到，有时气候提前到；有时气候虽应时，表现太过超预期，皆可成为致病气。天地之间阴阳气，互相推进与鼓励，各自禀受为一气。夏天气候为炎热，春天气候为温暖；秋天气候为凉爽，冬天气候为严寒。冬至以后阴最盛，阴盛而极则阳生，阳气开始走向上，阴气开始向下行。夏至以后阳最盛，阳盛而极则阴生，阳气开始向下降，阴气开始向上升。若到冬至和夏至，阴阳二气相合时；若到春分和秋分，阴阳二气相分离。阴阳相互来转换，若不适应有病疾，熟知养生之道人，春夏之季会养阳，秋冬之季会养阴，适应自然变化勤。不懂养生之道人，自然变化难适应，四时邪气来触犯，急性热病会发生。若知毒烈之邪气，侵害何经患何病，必须诊察很详细，正确结论才能明。春季若是受风邪，夏天就会有泄泻；夏天若是受暑邪，秋冬就会有疾症；秋天若是受湿邪，冬天咳嗽会多些；冬天受寒春温病，规律医者务须明。伤寒病情浅转深，病情逐渐会加重，应据病情重与轻，治法良方来决定。有人若患伤寒病，不能及时来治疗，或是治疗难对症，拖延日期存侥幸，直到病势重为甚，才来请教求医生，医生用药乱无序，若是药又不对症，如此怎能治好病！若是依据现病情，仔细斟酌用方药，治疗效果肯定行。现在搜采医圣书，证候切脉勤抄录，闻声察色记方法，有效处方编成册，只为治病不名图。

地分高低与温凉，物体亦分柔和刚，饮食起居人各异，病症治法各有样。所以黄帝提治法，不同居民在四方。岐伯随后又列举，砭石毒药与微针，还有灸焫等四种，方法作用来区分。教导后代学识人，启发不晓变通人，诊病医生必查审。

凡感寒邪会发热，热势虽盛预后良。阳阴两经同受寒，若是得病易死亡。

尺寸两部脉皆浮，太阳受邪而患病，一两日内多发生，太阳经脉连风府，行于头项腰脊中，故现疼痛在头项，腰脊拘紧不柔症。

尺寸两部脉均长，阳明受邪而患病，两三日内多发生，阳明经脉起鼻旁，行于目下记心上，发热目痛鼻干燥，难以安卧为症状。

尺寸两部脉皆弦，少阳受邪而患病，三四日内多发生，少阳经脉循胸胁，然后出入至耳中，胸胁疼痛又耳聋。太阳阳明少阳病，邪未入腑病脉经，发汗疗法治愈行。

尺寸两部脉沉细，太阴受邪而患病，四五日内多发生，太阴经脉络于胃，循行咽部而穿行，腹部胀满咽干症。

尺寸两部脉皆沉，少阴受邪而患病，五六日内多发生，少阴经脉穿于肾，络于胸膈连舌根，病见舌燥口渴真。

尺寸两部脉微缓，厥阴受邪而患病，六七日内多发生，厥阴经脉绕阴器，然后循行入于肝，阴囊缩入人闷烦。太阴少阴厥阴病，邪入胃腑泻法行。

阴阳两经互表里，同时感受寒邪中，太阳受邪第一日，少阴一起会发病，头痛口干会出现，心烦胀满口渴症。阳明受邪第二日，太阴一起会发病，腹胀身热会出现，不思饮食谵语症。少阳受邪第三日，厥阴一起会发病，耳聋阴缩会出现，汤水难咽肢厥冷，甚至昏迷人不识，六日开启死亡行。三阴三阳共六经，五脏六腑皆受病，营卫脏腑气不畅，必死无疑要记清。若病不是两感病，传经又是未发生，并且未有新邪感，七日衰退太阳病，头痛亦会向好中；八日衰退阳明病，发热亦会稍退缓；九日衰退少阳病，耳聋慢慢恢复间；十日衰退太阴病，腹部胀满会减轻，正常食欲恢复中；十一衰退少阴病，口渴亦是会消退，舌干消失喷嚏鸣；十二衰退厥阴病，阴囊亦会复其原，少腹拘急有缓解，邪气皆去人乐然。十三日后未减衰，皆为沉伏三部脉，危险之事正走来。若又感受其他邪，变成疾病有区别，后病施治才准确。尺寸脉紧而有力，感受寒邪变温疟。寸脉浮滑尺濡弱，感受风邪风温说。寸脉洪数尺实大，感受温热温毒发，温毒最重无复加。寸脉濡弱尺弦紧，感受温邪变疫温。此为冬季受寒邪，变成温病不为别，所变之症须详察，随症施治循方法。

　　凡是有病即时疗，隐瞒忍耐存侥幸，积久不治病难好，尤其妇女和儿童，容易拖延成不治，病势以后更严重。若受时令之邪时，感觉身体有不适，及时告诉家里人，寻找原因来诊治。病邪若是在腠理，治疗不难若及时。若是隐瞒与忍耐，病邪侵到脏腑来，难以制止为常态。若是家中有患者，考虑要点要明白。凡是需要做汤药，不拘时间晚与早，一旦感觉身有病，立即想法把医找。若是稍微有拖延，病情就会变化了，那时再求医生治，一定难有好疗效。不按规定来服药，违背医嘱难治疗。

　　伤寒多为受风寒。开始风寒袭肌表，然后由表再入里，入里难治愈时遥。若是风寒初在表，及时治疗效果好，施用发汗解表法，服药适当衣被加，浑身温暖而得汗，病邪自然会消散。表里先后不遵循，初病就要攻下法，引起变证不足夸。若是表证尚未解，应当先来解表邪，再来攻下要明确。表证已解里未除，攻下方法才能出。若是里实尚未成，未见大满大实出，攻下方法不可取，过早攻下病难除；表证已解里实甚，肠中燥屎已明显，大满大实之证见，攻下燥屎会出现，燥屎得去病痊愈。不能攻下妄攻下，正气受损法不佳，邪热趁机入内里，烦躁协热和利下，病如变轻或加重，变重开启死亡行。

　　热邪旺盛阴液伤，不可发汗记心房，误汗会致人死亡，应当攻下泻邪热，能够痊愈要记得。寒盛卫阳若被压，治宜发汗不攻下，邪自表解

35

愈回家；误下正伤病加剧，引起死亡不出奇。神丹岂可被误用，甘遂岂是妄攻时，虚实治法要知晓，要与病情相联系，治病哪有容易事！若是误用桂枝汤，阳热过盛人毙命，若是误用承气汤，阴寒愈增亦亡中。死生立判顷刻间，患者死去干瞪眼，死期无人能计算。阴阳虚实太错杂，证候表现亦微化，误用吐下和发汗，不良后果会临家。医术浅薄心狭人，糊涂未知病之根，误治时刻常常有，死亡人数日日新，还说患者病难治，旷野死尸待风临，同情仁爱富有者，此时怎能不痛心！

凡属两感同发作，先后步骤要牢记，因为发表与攻里，作用不同治法异，固执缺乏能力者，仅靠自己来猜测，神丹甘遂竟合用，解表除里欲兼得，听来巧妙似有理，理论实际已分离。聪明之人若行事，思考慎重又周密；愚蠢之人若行事，鲁莽武断急求成，关乎患者生和死，信口开河岂能行？现在稍有知识人，易被名利所引诱，其中危害难看透。若是明白医理人，爱护生命心永存，并能推己及别人，他病己病同样亲，若是人人皆如此，哪有关系远与近？

凡是温服发汗药，虽说一日三次服，若是病情较严重，一次药后病不除，服药间隔应缩短，三次半天要服完。若是药物不对症，服后会有不适感。病重昼夜皆可服，二十四时再留观。若药一剂服完后，病症尚存身体间，再服汤药赶紧煎。有人药后难出汗，汗出病解三剂完。有人药后终不汗，此种证候很危险。

时气病得五六日，患者欲饮因口渴，此时不能饮太多，请问这是为什么？患者里热还未盛，难以消水饮不能，必然要过七八日，大渴之时看病情，还需酌量水饮服，勿使患者太满足，若是患者能一斗，只给五升即停住。饮后若觉腹部满，小便不利或气喘，还有呃逆不再添。若是水后忽大汗，病要自愈征象现。

病后反而能饮水，疾病将愈阳气回。有些不知病理人，饮水自愈只耳闻，患者开始轻微渴，大量饮水被强迫，酿成灾祸次数多。患病初始动数脉，服药以后变迟脉；或是原来浮大脉，现在转变为小脉；或是开始人烦躁，现在安静精神好，疾病将愈很明了。

凡是治疗温病时，五十九穴泄热来。人身孔穴三六五，三十九穴忌灸艾，七十九穴忌针刺，误用会有灾害出，并会伤及人髓骨。

四损之脉若出现，死亡就在第三天。四损究竟是何物，常人呼吸有四次，患者脉搏来一次。

　　五损之脉若出现，死亡就在第一天。五损究竟是何物，常人呼吸有五次，患者脉搏来一次。

　　六损之脉若出现，死亡就在时辰间。六损究竟是何物，常人呼吸有六次，患者脉搏来一次。

　　脉象有力身怕冷，是为感受寒邪盛；脉虚无力身发热，是为感受暑邪多。脉象尺寸皆大盛，大汗淋漓未解病，正不胜邪为死证。尺寸脉虚且无力，死证发热未停止。脉搏跳动搏指硬，扭转绳索与相似，真脏脉现之征兆，预后不良当日死。身上微热话语乱，脉象浮大手足暖，预后为良有期盼；若是手足为逆冷，脉象沉细日内终。伤寒热病已说明。

伤 寒 论

辨痉湿暍脉证第四

原 文

伤寒所致太阳痉湿暍，此三种宜应别论，以为与伤寒相似，故此见之。

太阳病，发热无汗，反恶寒者，名曰刚痉。

太阳病，发热汗出，而不恶寒，名曰柔痉。

太阳病，发热，脉沉而细者，名曰痉。

太阳病，发汗太多，因致痉。

病身热足寒，颈项强急，恶寒，时头热面赤，目脉赤，独头面摇，卒口噤，背反张者，痉病也。

太阳病，关节疼痛而烦，脉沉而细者，此名湿痹。湿痹之候，其人小便不利，大便反快，但当利其小便。湿家之为病，一身尽疼，发热，身色如似熏黄。湿家，其人但头汗出，背强，欲得被覆向火，若下之，早则哕，胸满，小便不利，舌上如胎者，以丹田有热，胸中有寒，渴欲得水而不能饮，则口燥烦也。

湿家下之，额上汗出，微喘，小便利者死。若下利不止者亦死。

问曰：风湿相抟，一身尽疼痛，法当汗出而解。值天阴雨不止，医云此可发汗，汗之病不愈者，何也？答曰：发其汗，汗大出者，但风气去，湿气在，是故不愈也。若治风湿者，发其汗，但微微似欲汗出者，风湿俱去也。

湿家病，身上疼痛，发热，面黄而喘，头痛鼻塞而烦，其脉大，自能饮食，腹中和无病，病在头中寒湿，故鼻塞，内药鼻中，则愈。

病者一身尽疼，发热，日晡所剧者，此名风湿。此病伤于汗出当风，或久伤取冷所致也。

太阳中热者，暍是也。其人汗出恶寒，身热而渴也。

太阳中暍者，身热疼重，而脉微弱，此以夏月伤冷水，水行皮中所致也。

太阳中暍者，发热恶寒，身重而疼痛，其脉弦细芤迟，小便已，洒洒然毛耸，手足逆冷，小有劳，身即热，口开，前板齿燥。若发汗，则恶寒甚；加温针，则发热甚；数下之，则淋甚。

诗青译文 🌿

外邪所致痉湿暍，本应另当别论时。太阳病证极类似，故在本篇一并提。

发热无汗太阳病，反而怕冷刚痉名。

发热汗出太阳病，反而怕冷柔痉名。

若是发热太阳病，脉沉而细痉为名。

发汗大多太阳病，引起痉病为其名。

患者身热足部凉，畏寒颈部是急强，有时头部见烘热，面部眼睛染红妆，突然牙关闭咬紧，头部摇动难止停，背部强直弓角反，此时痉病是其名。

关节痛烦太阳病，脉沉而细湿痹名。小便不利湿痹候，大便反快已分明，利其小便才能行。湿家为病身尽痛，身似熏黄发热中。湿病之人患若久，背硬不舒头出汗，形寒症状兼怕冷，盖被火烤欲取暖，此为寒湿郁肌表，卫阳被遏动不了，温阳化湿来解表，不可攻下方法疗。误用正气受损伤，阳陷湿阻在正中，小便不通胸呃闷，舌苔口渴饮不能。

湿病之人若久患，误服泻下额出汗，亦有腹泻难停止，小便为多气微喘，皆是死证要记全。

问：

风湿两邪若相合，引起全身疼痛多，治疗自然有法则，祛邪应用发汗法，汗出痉愈人快活。若是天阴雨不止，汗后疾病却难愈，请问这是为什么？

答：

发汗太过而造成，汗多驱除唯邪风，湿邪仍未被除去，痉愈当然不可能。风湿疾病汗法疗，微汗方法此时用，风湿两邪除时同。

湿病之人患若久，身体发热又疼痛，面色为黄兼气喘，鼻塞心烦头亦痛。脉大饮食如平常，腹内平和无病样，头部若受寒湿感，鼻塞味觉难为良，药从鼻腔来纳入，痉愈可期时不长。

患者周身皆疼痛，发热日晡加剧中，成为风湿冠其名。应是汗出遇到风，或是久伤又遇冷。

感受暑邪太阳病，此时称暍美其名，身热口渴汗怕冷。

中暍病在太阳经，发热身疼且又重，此时脉象是微弱，因为夏季伤水冷，皮肤腠理湿入成。

若是太阳中暍证，发热怕冷身又重，脉象芤迟与弦细，小便之后毛发耸，手足冰凉怕冷甚，身体发热稍运动，呼吸更要张开嘴，门齿干燥在口中。此为暑湿两相兼，再加气阴不足证，清暑益气化湿法，禁用温针汗下攻。误用汗法来治疗，怕冷病情会加重；误用温针来治疗，发热更剧记心中；若是屡次来攻下，小便涩淋难畅通。

伤寒论

辨太阳病脉证并治上第五

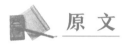 **原 文**

太阳之为病，脉浮，头项强痛而恶寒。

太阳病，发热，汗出，恶风，脉缓者，名为中风。

太阳病，或已发热，或未发热，必恶寒，体痛，呕逆，脉阴阳俱紧者，名曰伤寒。

伤寒一日，太阳受之，脉若静者，为不传；颇欲吐，若躁烦，脉数急者，为传也。

伤寒二三日，阳明、少阳证不见者，为不传也。

太阳病，发热而渴，不恶寒者，为温病。若发汗已，身灼热者，名风温。风温为病，脉阴阳俱浮，自汗出，身重，多眠睡，鼻息必鼾，语言难出。若被下者，小便不利，直视失溲；若被火者，微发黄色，剧则如惊痫，时瘛疭；若火熏之，一逆尚引日，再逆促命期。

病有发热恶寒者，发于阳也；无热恶寒者，发于阴也。发于阳，七日愈；发于阴，六日愈。以阳数七，阴数六故也。

太阳病，头痛至七日以上自愈者，以行其经尽故也。若欲作再经者，针足阳明，使经不传则愈。

太阳病欲解时，从巳至未上。

风家，表解而不了了者，十二日愈。

病人身大热，反欲得衣者，热在皮肤，寒在骨髓也；身大寒，反不欲近衣者，寒在皮肤，热在骨髓也。

太阳中风，阳浮而阴弱。阳浮者，热自发；阴弱者，汗自出。啬啬恶寒，淅淅恶风，翕翕发热，鼻鸣干呕者，桂枝汤主之。

桂枝三两（去皮），芍药三两，甘草二两（炙），生姜三两（切），大枣十二枚（擘）。

上五味，㕮咀。以水七升，微火煮取三升，去滓，适寒温，服一升。服已须臾，啜热稀粥一升余，以助药力，温覆令一时许，遍身漐漐，微似有汗者益佳，不可令如水流漓，病必不除。若一服汗出病差，停后服，不必尽剂；若不汗，更服，依前法；又不汗，后服小促役其间，半日许，令三服尽；若病重者，一日一夜服，周时观之。服一剂尽，病证犹在者，更作服；若汗不出者，乃服至二三剂。禁生冷、黏滑、肉面、五辛、酒酪、臭恶等物。

太阳病，头痛发热，汗出恶风，桂枝汤主之。

太阳病，项背强几几，反汗出恶风者，桂枝加葛根汤主之。

太阳病，下之后，其气上冲者，可与桂枝汤。方用前法。若不上冲者，不得与之。

太阳病三日，已发汗，若吐、若下、若温针，仍不解者，此为坏病，桂枝不中与也。观其脉证，知犯何逆，随证治之。桂枝本为解肌，若其人脉浮紧，发热，汗不出者，不可与之也。常须识此，勿令误也。

若酒客病，不可与桂枝汤，得之则呕，以酒客不喜甘故也。

喘家作桂枝汤，加厚朴杏子佳。

凡服桂枝汤吐者，其后必吐脓血也。

太阳病，发汗，遂漏不止，其人恶风，小便难，四肢微急，难以屈伸者，桂枝加附子汤主之。

太阳病，下之后，脉促胸满者，桂枝去芍药汤主之。若微恶寒者，桂枝去芍药加附子汤主之。

太阳病，得之八九日，如疟状，发热恶寒，热多寒少，其人不呕，清便欲自可，一日二三度发，脉微缓者，为欲愈也。脉微而恶寒者，此阴阳俱虚，不可更发汗、更下、更吐也。面色反有热色者，未欲解也，以其不能得小汗出，身必痒，宜桂枝麻黄各半汤。

太阳病，初服桂枝汤，反烦不解者，先刺风池、风府，却与桂枝汤则愈。

服桂枝汤，大汗出，脉洪大者，与桂枝汤，如前法；若形似疟，一日再发者，汗出必解，宜桂枝二麻黄一汤。

服桂枝汤，大汗出后，大烦，渴不解，脉洪大者，白虎加人参汤主之。

太阳病，发热恶寒，热多寒少，脉微弱者，此无阳也，不可发汗，宜桂枝二越婢一汤。

桂枝（去皮），芍药、麻黄、甘草各十八铢，大枣四枚（擘），生姜一两二铢（切），石膏二十四铢（碎，绵裹）。

上七味，以水五升，煮麻黄一二沸，去上沫，内诸药，煮取二升，去滓，温服一升。本云，当裁为越婢汤、桂枝汤，饮一升，今合为一方，桂枝汤二分，越婢汤一分。

服桂枝汤，或下之，仍头项强痛，翕翕发热，无汗，心下满，微痛，小便不利者，桂枝汤去桂加茯苓白术汤主之。

伤寒脉浮，自汗出，小便数，心烦，微恶寒，脚挛急，反与桂枝，欲攻其表，此误也。得之便厥，咽中干，烦躁，吐逆者，作甘草干姜汤与之，以复其阳。若厥愈足温者，更作芍药甘草汤与之，其脚即伸。若胃气不和，谵语者，少与调胃承气汤。若重发汗，复加烧针者，四逆汤主之。

甘草干姜汤方：

甘草四两（炙），干姜二两（炮）。

上二味，以水三升，煮取一升五合，去滓，分温再服。

芍药甘草汤方：

白芍药、甘草各四两（炙）。

上二味，以水三升，煮取一升五合，去滓，分温再服。

调胃承气汤方：

大黄四两（去皮，清酒浸），甘草二两（炙），芒硝半升。

上三味，以水三升，煮取一升，去滓，内芒硝，更上火微煮令沸，少少温服之。

四逆汤方：

甘草二两（炙），干姜一两半，附子一枚（生用，去皮，破八片）。

上三味，以水三升，煮取一升二合，去滓，分温再服。强人可大附子一枚，干姜三两。

问曰：证象阳旦，按法治之而增剧，厥逆，咽中干，两胫拘急而谵语。师曰：言夜半手足当温，两脚当伸，后如师言。何以知此？答曰：寸口脉浮而大，浮为风，大为虚，风则生微热，虚则两胫挛。病形象桂枝，因加附子参其间，增桂令汗出，附子温经，亡阳故也。厥逆，咽中干，烦躁，阳明内结，谵语烦乱，更饮甘草干姜汤。夜半阳气还，两足当热，胫尚微拘急，重与芍药甘草汤，尔乃胫伸，以承气汤微溏，则止其谵语，故知病可愈。

诗青译文

脉浮头痛太阳病，项拘不舒畏寒症。

发热自汗太阳病，脉象浮缓恶中风。

　　发热未发太阳病，项拘不舒冷头痛，身体疼痛呕无汗，三脉浮紧名伤寒。

　　伤寒一日受太阳，脉若静者为不传；若欲呕吐又烦躁，脉为数急必相传。

　　外感病已两三天，病至阳明少阳间，阳明少阳证未见，太阳证候病未传。

　　发热口渴不恶寒，太阳病名为温病。若是发汗方法疗，热同烧灼风温病。风温皆浮尺寸脉，自汗常睡身沉重，呼吸鼻鼾时时见，说话困难记心中，而且语言有困难。若是误用下法治，小便不利眼直视，甚至两便亦失禁。若是误用火法疗，轻则肤黄重惊痫，手足时抽时痉挛。若是此时再火熏，错上加错记在心。一次误治病虽重，不至立刻死亡行；若是再次被误治，危险就在旦夕中。

　　患者常患外感病，若是发热畏寒状，此病表现在阳经；若是无热畏寒状，此病表现在阴经。病在阳经七天愈；病在阴经六天愈。因为七数为阳数，因为六数是阴数。

　　头痛七日太阳病，七日以上可自愈，以行其经要知情。若是欲作再经者，此时针刺足阳明，使经不传痊愈中。

　　太阳经病何时除，上午九时下三时。

　　易患太阳中风人，表解仍然身不适，正气恢复痊愈近，需要静待十二日。

　　若是身体有大热，反而还欲穿衣服，寒在骨髓热在肤；患者身体有大寒，反而不欲穿衣服，热在骨髓寒在肤。

　　太阳中风脉如何，脉象寸浮尺却弱，寸脉为浮热自发，尺脉为弱汗出多。患者啬然与恶寒，皮毛覆身像发热，并伴鼻鸣和干呕，桂枝汤来可解脱。

　　头痛发热太阳病，治汗畏风桂枝汤。

　　项部连背太阳病，身体拘急难俯仰，反而恶风兼出汗，桂枝汤与葛根连。

　　太阳病误泻下后，自觉胸气逆上走，桂枝汤法来疗治，服药方法同前头。若是未觉气上逆，桂枝汤来无理由。

　　太阳病若第三日，发汗涌吐方法良，攻下温针亦可上，病情若是未缓解，治疗不当病加重，桂枝汤来亦不行。应当了解其脉象，疗法选择

46

应随证。解除表邪桂枝汤，若是患者脉浮紧，发热无汗不可用，桂枝汤有忌和宜，用前斟酌想仔细。

嗜酒人得中风证，桂枝汤法不可用，若服就会见呕吐，湿热内蕴在体中，桂枝汤本辛甘温，更助湿热内留存。

若是平时有喘人，因感外邪而咳喘，桂枝汤加朴杏仁。

内热炽盛之患者，桂枝汤服若呕吐，吐血变证可能出。

发汗太过太阳病，淋漓汗出身怕冷，四肢拘痛小便短，屈伸亦是有困难，若有头痛与发热，桂枝附子要承担。

太阳病证误下攻，脉象急促短促中，胸部胀闷症出现，桂枝汤去芍药行。

太阳病患八九天，患者发热怕冷兼，发热时间较为长，怕冷时间又较短，一天发作两三次，好似患作疟疾般，两便正常不呕吐，邪都在表记心间。若是脉象趋缓和，邪去正复现象见，此时疾病将痊愈。脉若微弱又怕冷，表里阳气两虚中，汗吐下法疑用误，此时三法勿再用。面部反有红色现，邪气在表未远行，患者皮肤若瘙痒，各半桂枝与麻黄。

太阳病服桂枝汤，表证未解反闷慌，邪气郁滞甚为狂。先针风府与风池，疏经泄邪法先试，桂枝汤服后为宜。

桂枝汤后大汗漓，脉象洪大表证时，遵循服药调护法，桂枝汤法仍可期。若是恶寒热疟似，一日两次汗能解，桂枝麻黄二比一。

若是太阳中风证，桂枝汤服多出汗，患者心烦口大渴，饮水不能有和缓，脉象洪大症明显，若是阳明邪传入，此时热盛而伤津，白虎人参记在心。

发热怕冷太阳病，发热时长怕冷短，脉象微弱阳气虚，发汗方法治愈难。桂枝越婢二一用。

泻后或服桂枝汤，头痛仍有项部僵，无汗微痛胃胀满，犹如皮毛覆身上，更见小便不顺畅，去桂加茯白术汤。

伤寒脉浮自汗出，心烦微冷小便数，太阳中风阳阴虚，拘痛难伸两腿肚。治当扶阳来解表，桂枝独来为错误。四肢冰冷咽喉燥，阴阳两虚烦呕吐。甘草干姜先来用，先使阳气快恢复，四肢厥冷人腿暖，阳气已来效果殊。

芍药甘草来复阴，腿肚拘痛即可除，两腿伸展亦自如。

误汗伤津肠胃燥，谵言妄语气不调，调胃承气量要少。

反复发汗再烧针，汗多亡阳亦少阴，四逆汤来求其真。

问：

病情好像桂枝汤，按此治疗病加重，四肢冰冷咽喉燥，两腿肌肉拘急痛，甚至出现谵语症，老师预测观患者，半夜手足应温暖，两腿亦是能舒坦，后来发展正如此，如何得知请详谈？

老师答：

寸口为大脉搏浮，浮是为风大是虚，感受风邪微发热，两腿拘痛正气弱。虽然症像桂枝汤，太阳中风虚阴阳。温经附子要用上。若是只用桂枝汤，导致汗出而亡阳，阴液亏虚四肢冷，咽喉干燥烦症状。先予甘草干姜汤，药后半夜阳气复，两腿厥冷转温暖，小腿拘痛未解除，再予芍药甘草汤，药后阴液得恢复，两脚伸展可自如。误汗伤阴燥屎结，心烦不安谵语多，承气汤来用攻下，药后大便微溏泄，此时燥屎得以去，谵语等症皆停止，疾病痊愈方可期。

伤 寒 论

辨太阳病脉证并治中第六

原文

太阳病，项背强几几，无汗，恶风，葛根汤主之。

葛根四两，麻黄三两（去节），桂枝二两（去皮），生姜三两（切），甘草二两（炙），芍药二两，大枣十二枚（擘）。

上七味，以水一斗，先煮麻黄、葛根，减二升，去白沫，内诸药，煮取三升，去滓，温服一升，覆取微似汗，余如桂枝法将息及禁忌。诸汤皆仿此。

太阳与阳明合病者，必自下利，葛根汤主之。

太阳与阳明合病，不下利但呕者，葛根加半夏汤主之。

葛根四两，麻黄三两（去节），甘草二两（炙），芍药二两，桂枝二两（去皮），生姜二两（切），半夏半升（洗），大枣十二枚（擘）。

上八味，以水一斗，先煮葛根、麻黄，减二升，去白沫，内诸药，煮取三升，去滓，温服一升，覆取微似汗。

太阳病，桂枝证，医反下之，利遂不止，脉促者，表未解也，喘而汗出者，葛根黄连黄芩汤主之。

葛根黄芩黄连汤方：

葛根半斤，甘草二两（炙），黄芩三两，黄连三两。

上四味，以水八升，先煮葛根，减二升，内诸药，煮取二升，去滓，分温再服。

太阳病，头痛发热，身疼腰痛，骨节疼痛，恶风，无汗而喘者，麻黄汤主之。

麻黄三两（去节），桂技二两（去皮），甘草一两（炙），杏仁七十个（去皮尖）。

上四味，以水九升，先煮麻黄，减二升，去上沫，内诸药，煮取二升半，去滓，温服八合。覆取微似汗，不须啜粥，余如桂枝法将息。

太阳与阳明合病，喘而胸满者，不可下，宜麻黄汤。

太阳病，十日以去，脉浮细而嗜卧者，外已解也。设胸满胁痛者，与小柴胡汤。脉但浮者，与麻黄汤。

小柴胡汤方：

柴胡半斤，黄芩、人参、甘草（炙）、生姜（切）各三两，大枣十二枚（擘），半夏半升（洗）。

上七味，以水一斗二升，煮取六升，去滓，再煎取三升，温服一升，日三服。

太阳中风，脉浮紧，发热恶寒，身疼痛，不汗出而烦躁者，大青龙汤主之。若脉微弱，汗出恶风者，不可服之。服之则厥逆，筋惕肉瞤，此为逆也。

麻黄六两（去节），桂枝二两（去皮），甘草二两（炙），杏仁四十枚（去皮尖），生姜三两（切），大枣十枚（擘），石膏如鸡子大（碎）。

上七味，以水九升，先煮麻黄，减二升，去上沫，内诸药，煮取三升，去滓，温服一升，取微似汗，汗出多者，温粉粉之。一服汗者，停后服。若复服，汗多亡阳，遂虚，恶风烦躁，不得眠也。

伤寒脉浮缓，身不疼，但重，乍有轻时，无少阴证者，大青龙汤发之。

伤寒表不解，心下有水气，干呕发热而咳，或渴，或利，或噎，或小便不利，少腹满，或喘者，小青龙汤主之。

麻黄（去节）、芍药、细辛、干姜、甘草（炙）、桂枝（去皮）各三两，五味子半升，半夏半升（洗）。

上八味，以水一斗，先煮麻黄，减二升，去上沫，内诸药，煮取三升，去滓，温服一升。

伤寒，心下有水气，咳而微喘，发热不渴。服汤已渴者，此寒去欲解也。小青龙汤主之。

太阳病，外证未解，脉浮弱者，当以汗解，宜桂枝汤。

太阳病，下之微喘者，表未解故也。桂枝加厚朴杏子汤主之。

太阳病，外证未解，不可下也，下之为逆。欲解外者，宜桂枝汤。

太阳病，先发汗不解，而复下之，脉浮者不愈。浮为在外，而反下之，故令不愈。今脉浮，故在外，当须解外则愈，宜桂枝汤。

太阳病，脉浮紧，无汗，发热，身疼痛，八九日不解，表证仍在，此当发其汗。服药已微除，其人发烦目瞑。剧者必衄，衄乃解，所以然者，阳气重故也。麻黄汤主之。

太阳病，脉浮紧，发热，身无汗，自衄者愈。

二阳并病，太阳初得病时，发其汗，汗先出不彻，因转属阳明，续自微汗出，不恶寒。若太阳病证不罢者，不可下，下之为逆，如此可小发汗。设面色缘缘正赤者，阳气怫郁在表，当解之熏之；若发汗不彻，不足言，阳气怫郁不得越，当汗不汗，其人躁烦，不知痛处，乍在腹中，乍在四肢，按之不可得，其人短气，但坐以汗出不彻故也，更发汗则愈。何以知汗出不彻，以脉涩故知也。

脉浮数者，法当汗出而愈。若下之，身重心悸者，不可发汗，当自汗出乃解。所以然者，尺中脉微，此里虚，须表里实，津液自和，便自汗出愈。

脉浮紧者，法当身疼痛，宜以汗解之。假令尺中迟者，不可发汗。何以知然？以荣气不足，血少故也。

脉浮者，病在表，可发汗，宜麻黄汤。

脉浮而数者，可发汗，宜麻黄汤。

病常自汗出者，此为荣气和。荣气和者，外不谐，以卫气不共荣气谐和故尔。以荣行脉中，卫行脉外，复发其汗，荣卫和则愈，宜桂枝汤。

病人脏无他病，时发热，自汗出，而不愈者，此卫气不和也。先其时发汗则愈，宜桂枝汤。

伤寒脉浮紧，不发汗，因致衄者，麻黄汤主之。

伤寒不大便六七日，头痛有热者，与承气汤。其小便清者，知不在里，仍在表也，当须发汗；若头痛者，必衄，宜桂枝汤。

伤寒发汗已解，半日许复烦，脉浮数者，可更发汗，宜桂枝汤。

凡病，若发汗、若吐、若下、若亡血、亡津液，阴阳自和者，必自愈。

大下之后，复发汗，小便不利者，亡津液故也，勿治之，得小便利，必自愈。

下之后，复发汗，必振寒，脉微细。所以然者，以内外俱虚故也。

下之后，复发汗，昼日烦躁不得眠，夜而安静，不呕，不渴，无表证，脉沉微，身无大热者，干姜附子汤主之。

干姜一两，附子一枚（生用，去皮，破八片）。

上二味，以水三升，煮取一升，去滓，顿服。

发汗后，身疼痛，脉沉迟者，桂枝加芍药生姜各一两人参三两新加汤主之。

发汗后，不可更行桂枝汤。汗出而喘，无大热者，可与麻黄杏仁甘草石膏汤。

麻黄四两（去节），杏仁五十个（去皮尖），甘草二两（炙），石膏半斤（碎，绵裹）。

上四味，以水七升，煮麻黄，减二升，去上沫，内诸药，煮取二升，去滓，温服一升。本云：黄耳杯。

发汗过多，其人叉手自冒心，心下悸，欲得按者，桂枝甘草汤主之。

桂枝四两（去皮），甘草二两（炙）。

上二味，以水三升，煮取一升，去滓，顿服。

发汗后，其人脐下悸者，欲作奔豚，茯苓桂枝甘草大枣汤主之。

茯苓半斤，桂枝四两（去皮），甘草二两（炙），大枣十五枚（擘）。

上四味，以甘澜水一斗，先煮茯苓，减二升，内诸药，煮取三升，去滓，温服一升，日三服。

作甘澜水法，取水二斗，置大盆内，以杓扬之，水上有珠子五六千颗相逐，取用之。

发汗后，腹胀满者，厚朴生姜半夏甘草人参汤主之。

厚朴半斤（炙，去皮），生姜半斤（切），半夏半升（洗），甘草二两，人参一两。

上五味，以水一斗，煮取三升，去滓，温服一升，日三服。

伤寒若吐、若下后，心下逆满，气上冲胸，起则头眩，脉沉紧，发汗则动经，身为振振摇者，茯苓桂枝白术甘草汤主之。

茯苓四两，桂枝三两（去皮），白术、甘草各二两（炙）。

上四味，以水六升，煮取三升，去滓，分温三服。

发汗，病不解，反恶寒者，虚故也，芍药甘草附子汤主之。

芍药、甘草各三两（炙），附子一枚（炮，去皮，破八片）。

上三味，以水五升，煮取一升五合，去滓，分温三服。疑非仲景方。

发汗，若下之，病仍不解，烦躁者，茯苓四逆汤主之。

茯苓四两，人参一两、附子一枚（生用，去皮，破八片），甘草二两（炙），干姜一两半。

上五味，以水五升，煮取三升，去滓，温服七合，日二服。

发汗后，恶寒者，虚故也；不恶寒，但热者，实也。当和胃气，与调胃承气汤。

太阳病，发汗后，大汗出，胃中干，烦躁不得眠，欲得饮水者，少少与饮之，令胃气和则愈。若脉浮，小便不利，微热消渴者，五苓散主之。

猪苓十八铢（去皮），泽泻一两六铢，白术十八铢，茯苓十八铢，桂枝半两（去皮）。

上五味，捣为散，以白饮和服方寸匕，日三服，多饮暖水，汗出愈。如法将息。

发汗已，脉浮数，烦渴者，五苓散主之。

伤寒，汗出而渴者，五苓散主之。不渴者，茯苓甘草汤主之。

茯苓二两，桂枝二两（去皮），甘草一两（炙），生姜三两（切）。

上四味，以水四升，煮取二升，去滓，分温三服。

中风发热，六七日不解而烦，有表里证，渴欲饮水，水入则吐者，名曰水逆。五苓散主之。

未持脉时，病人手叉自冒心，师因教试令咳而不咳者，此必两耳聋无闻也。所以然者，以重发汗，虚故如此。发汗后，饮水多必喘，以水灌之亦喘。

发汗后，水药不得入口为逆，若更发汗，必吐下不止。发汗吐下后，虚烦不得眠；若剧者，必反复颠倒，心中懊憹，栀子豉汤主之。

栀子豉汤方：

栀子十四枚（擘），香豉四合（绵裹）。

上二味，以水四升，先煮栀子，得二升半，内豉，煮取一升半，去滓，分为二服，温进一服。得吐者，止后服。

若少气者，栀子甘草豉汤主之。若呕者，栀子生姜豉汤主之。

发汗若下之而烦热，胸中窒者，栀子豉汤主之。

伤寒五六日，大下之后，身热不去，心中结痛者，未欲解也，栀子豉汤主之。

伤寒下后，心烦、腹满、卧起不安者，栀子厚朴汤主之。

栀子十四枚（擘），厚朴四两（炙，去皮），枳实四枚（水浸，炙令黄）。

上三味，以水三升半，煮取一升半，去滓，分二服。温进一服，得吐者，止后服。

伤寒，医以丸药大下之，身热不去，微烦者，栀子干姜汤主之。

栀子十四枚（擘），干姜二两。

上二味，以水三升半，煮取一升半，去滓，分二服。温进一服，得吐者，止后服。

凡用栀子汤，病人旧微溏者，不可与服之。

太阳病，发汗，汗出不解，其人仍发热，心下悸，头眩，身眴动，振振欲擗地者，真武汤主之。

咽喉干燥者，不可发汗。

淋家不可发汗，汗出必便血。

疮家虽身疼痛，不可发汗，汗出则痉。

衄家不可发汗，汗出必额上陷，脉急紧，直视不能眴，不得眠。

亡血家不可发汗，发汗则寒栗而振。

汗家重发汗，必恍惚心乱，小便已，阴疼，与禹余粮丸。

病人有寒，复发汗，胃中冷，必吐蛔。

本发汗而复下之，此为逆也；若先发汗，治不为逆。本先下之，而反汗之为逆；若先下之，治不为逆。

伤寒医下之，续得下利，清谷不止，身疼痛者，急当救里；后身疼痛，清便自调者，急当救表。救里宜四逆汤；救表宜桂枝汤。

病发热，头痛，脉反沉，若不差，身体疼痛，当救其里，四逆汤方。

太阳病，先下而不愈，因复发汗，以此表里俱虚，其人因致冒，冒家汗出自愈。所以然者，汗出表和故也。里未和，然后复下之。

太阳病未解，脉阴阳俱停，必先振栗，汗出而解。但阳脉微者，先汗出而解；但阴脉微者，下之而解。若欲下之，宜调胃承气汤。

太阳病，发热汗出者，此为荣弱卫强，故使汗出，欲救邪风者，宜桂枝汤。

伤寒五六日中风，往来寒热，胸胁苦满，嘿嘿不欲饮食，心烦喜呕，或胸中烦而不呕，或渴，或腹中痛，或胁下痞鞕，或心下悸，小便不利，或不渴，身有微热，或咳者，小柴胡汤主之。

柴胡半斤，黄芩三两，人参三两，半夏半升（洗），甘草（炙）、生姜（切）各三两，大枣十二枚（擘）

上七味，以水一斗二升，煮取六升，去滓，再煎取三升，温服一升，日三服。若胸中烦而不呕者，去半夏、人参，加栝楼实一枚。若渴，去半夏，加人参，合前成四两半，栝楼根四两。若腹中痛者，去黄芩，加芍药三两。若胁下痞鞕，去大枣，加牡蛎四两。若心下悸、小便不利者，去黄芩，加茯苓四两。若不渴，外有微热者，去人参，加桂枝三两，温覆取微汗愈。若咳者，去人参、大枣、生姜，加五味子半升，干姜二两。

血弱气尽，腠理开，邪气因入，与正气相抟，结于胁下，正邪分争，往来寒热，休作有时，嘿嘿不欲饮食。脏腑相连，其痛必下，邪高痛下，故使呕也。小柴胡汤主之。服柴胡汤已，渴者，属阳明也，以法治之。

得病六七日，脉迟浮弱，恶风寒，手足温。医二三下之，不能食，而胁下满痛，面目及身黄，颈项强，小便难者，与柴胡汤，后必下重。本渴，而饮水呕者，柴胡汤不中与也。食谷者哕。

伤寒四五日，身热恶风，颈项强，胁下满，手足温而渴者，小柴胡汤主之。

伤寒，阳脉涩，阴脉弦，法当腹中急痛，先与小建中汤；不差者，小柴胡汤主之。

小建中汤方：

桂枝三两（去皮），甘草二两（炙），大枣十二枚（擘），芍药六两，生姜三两（切），胶饴一升。

上六味，以水七升，煮取三升，去滓，内饴，更上微火消解，温服一升，日三服。呕家不可用建中汤，以甜故也。

伤寒中风，有柴胡证，但见一证便是，不必悉具。凡柴胡汤病证而下之，若柴胡证不罢者，复与柴胡汤，必蒸蒸而振，却复发热汗出而解。

伤寒二三日，心中悸而烦者，小建中汤主之。

太阳病，过经十余日，反二三下之，后四五日，柴胡证仍在者，先与小柴胡汤。呕不止，心下急，郁郁微烦者，为未解也，与大柴胡汤，下之则愈。

柴胡半斤，黄芩三两，芍药三两，半夏半升（洗），生姜五两（切），枳实四枚（炙），大枣十二枚（擘）。

上七味，以水一斗二升，煮取六升，去滓，再煎，温服一升，日三服。一方用大黄二两。若不加，恐不为大柴胡汤也。

伤寒十三日不解，胸胁满而呕，日晡所发潮热，已而微利。此本柴胡证，下之而不得利，今反利者，知医以丸药下之，此非其治也。潮热者，实也，先宜服小柴胡汤以解外，后以柴胡加芒硝汤主之。

伤寒十三日，过经谵语者，以有热也，当以汤下之。若小便利者，大便当鞕，而反下利，脉调和者，知医以丸药下之，非其治也。若自下利者，脉当微厥，今反和者，此为内实也，调胃承气汤主之。

太阳病不解，热结膀胱，其人如狂，血自下，下者愈。其外不解者，尚未可攻，当先解其外。外解已，但少腹急结者，乃可攻之，宜桃核承气汤方。

桃仁五十个（去皮尖），大黄四两，桂枝二两（去皮），甘草二两（炙），芒硝二两。

上五味，以水七升，煮取二升半，去滓，内芒硝，更上火，微沸下火，先食温服五合，日三服，当微利。

伤寒八九日，下之，胸满烦惊，小便不利，谵语，一身尽重，不可转侧者，柴胡加龙骨牡蛎汤主之。

柴胡四两，龙骨、黄芩、生姜（切）、铅丹、人参、桂枝（去皮）、茯苓各一两半，半夏二合半（洗），大黄二两，牡蛎一两半（熬），大枣六枚（擘）。

上十二味，以水八升，煮取四升，内大黄，切如棋子，更煮一两沸，去滓，温服一升。本云柴胡汤，今加龙骨等。

伤寒，腹满谵语，寸口脉浮而紧，此肝乘脾也，名曰纵，刺期门。

伤寒发热，啬啬恶寒，大渴欲饮水，其腹必满，自汗出，小便利，其病欲解，此肝乘肺也，名曰横，刺期门。

太阳病，二日反躁，凡熨其背，而大汗出，大热入胃，胃中水竭，躁烦，必发谵语，十余日振栗自下利者，此为欲解也。故其汗从腰以下不得汗，欲小便不得，反呕，欲失溲，足下恶风，大便鞕，小便当数而反不数，及不多，大便已，头卓然而痛，其人足心必热，谷气下流故也。

太阳病中风，以火劫发汗，邪风被火热，血气流溢，失其常度，两阳相熏灼，其身发黄。阳盛则欲衄，阴虚小便难，阴阳俱虚竭，身体则枯燥，但头汗出，剂颈而还，腹满微喘，口干咽烂，或不大便，久则谵语，甚者至哕，手足躁扰，捻衣摸床，小便利者，其人可治。

伤寒脉浮，医以火迫劫之，亡阳必惊狂，起卧不安者，桂枝去芍药加蜀漆牡蛎龙骨救逆汤主之。

桂枝三两（去皮），甘草二两（炙），生姜三两（切），大枣十二枚（擘），牡蛎五两（熬），蜀漆三两（洗去腥），龙骨四两。

上七味，以水一斗二升，先煮蜀漆，减二升，内诸药，煮取三升，去滓，温服一升。本云桂枝汤，今去芍药，加蜀漆、牡蛎、龙骨。

形作伤寒，其脉不弦紧而弱。弱者必渴，被火者必谵语。弱者发热脉浮，解之当汗出愈。

太阳病，以火熏之，不得汗，其人必躁，到经不解，必清血，名为火邪。

脉浮热甚，而反灸之，此为实，实以虚治，因火而动，必咽燥吐血。

微数之脉，慎不可灸，因火为邪，则为烦逆，追虚逐实，血散脉中，火气虽微，内攻有力，焦骨伤筋，血难复也。脉浮，宜以汗解，用火灸之，邪无从出，因火而盛，病从腰以下必重而痹，名火逆也。欲自解者，必当先烦，烦乃有汗而解。何以知之？脉浮故知汗出解。

烧针令其汗，针处被寒，核起而赤者，必发奔豚。气从少腹上冲心者，灸其核上各一壮，与桂枝加桂汤，更加桂二两也。

火逆下之，因烧针烦躁者，桂枝甘草龙骨牡蛎汤主之。

桂枝一两（去皮），甘草二两（炙），牡蛎二两（熬），龙骨二两。

上四味，以水五升，煮取二升半，去滓，温服八合，日三服。

太阳伤寒者，加温针必惊也。

太阳病，当恶寒发热，今自汗出，反不恶寒发热，关上脉细数者，以医吐之过也。一二日吐之者，腹中饥，口不能食；三四日吐之者，不喜糜粥，欲食冷食，朝食暮吐。以医吐之所致也，此为小逆。

太阳病吐之，但太阳病当恶寒，今反不恶寒，不欲近衣，此为吐之内烦也。

病人脉数，数为热，当消谷引食，而反吐者，此以发汗，令阳气微，隔气虚，脉乃数也。数为客热，不能消谷，以胃中虚冷，故吐也。

太阳病，过经十余日，心下温温欲吐，而胸中痛，大便反溏，腹微满，郁郁微烦。先此时自极吐下者，与调胃承气汤。若不尔者，不可与。但欲呕，胸中痛，微溏者，此非柴胡汤证，以呕故知极吐下也。调味承气汤。

太阳病六七日，表证仍在，脉微而沉，反不结胸，其人发狂者，以热在下焦，少腹当鞕满，小便自利者，下血乃愈，所以然者，以太阳随经，瘀热在里故也。抵当汤主之。

水蛭（熬）、虻虫（去翅足，熬）各三十个，桃仁二十个（去皮尖），大黄三两（酒洗）。

上四味，以水五升，煮取三升，去滓，温服一升，不下，更服。

太阳病，身黄，脉沉结，少腹鞕，小便不利者，为无血也；小便自利，其人如狂者，血证谛也，抵当汤主之。

伤寒有热，少腹满，应小便不利；今反利者，为有血也，当下之，不可余药，宜抵当丸。

水蛭二十个，虻虫二十个（去足翅，熬），桃仁二十五个（去皮尖），大黄三两。

上四味，捣分四丸，以水一升，煮一丸，取七合服之，晬时当下血；若不下者更服。

太阳病，小便利者，以饮水多，必心下悸。小便少者，必苦里急也。

诗青译文

太阳病有如下症，项背拘紧与僵硬，患者难以来俯仰，并且无汗又畏风，葛根汤服才能行。

太阳阳明合为病，外邪发病同时见，发热畏寒与头痛，无汗腹泻又相兼，葛根汤药莫须谈。

太阳阳明合为病，不见下利见呕吐，葛根半夏来做主。

桂枝汤证太阳病，应当汗法可为用，若是反用下法治，腹泻脉急短促行，此因表证未解除，若有气喘与汗出。葛根芩连用来服。

太阳病有如下症，头痛发热腰身痛，病人无汗且又喘，骨节疼痛又恶风，麻黄汤来建奇功。

太阳阳明两合病，同感外邪疾病生，气喘胸部觉胀闷，表邪郁闭此时重，病情偏表不可下，麻黄汤来发汗行。

十日已去太阳病，脉浮且细嗜卧人，外邪已解记在心。若是胸满兼胁痛，小柴胡汤来时勤。若是病见脉浮人，麻黄汤来要留存。

太阳中风脉浮紧，发热恶寒周身痛，难以出汗且烦躁，此时必用大青龙。汗出恶风脉微弱，大青龙汤不能用；若是四肢有厥冷，误治再加筋跳动。疾病加剧要知情。

外感风寒脉浮缓，身体不痛仅沉感，偶尔才有减轻时，若是发热与畏寒，患者无汗而烦躁，大青龙汤应当先，少阴阳衰阴盛无，大青龙汤用来服，发汗解表清里处。

伤寒表证犹未解，心胸之下水饮邪，咳嗽干呕与发热，口渴下利又塞噎，小便不利少腹满，小青龙汤主气喘。

表证未解外感病，咳嗽气喘水饮停，发热畏寒口未渴，主治亦用小青龙。服后若是觉口渴，外寒得去水饮化，病情将除为特征。

表证未解太阳病，脉象浮弱当汗法，桂枝汤来建其功。

太阳表证误攻下，表证未去轻微喘，表邪郁闭内迫肺，桂枝朴杏来承担。

表证未解太阳病，泻下方法切不用。若是使用泻下法，违反规律病加重。表证若是被解除，桂枝汤来此时行。

脉象浮紧太阳病，无汗发热身疼痛，八九日后仍未解，表证仍在发汗行。服药之后病微除，其人发烦且目瞑。若是剧烈必衄血，若是衄血已缓解，此时因为阳气重。麻黄汤来才能行。

太阳表证脉浮紧，周身发热且无汗，鼻衄自动能痊愈。

太阳阳明若并病，太阳初病有汗发，若是发汗不透彻，祛邪目的难抵达。表邪不解转阳明。阳明本来多气血，阳气昌隆里热盛，逼迫津液向外越，所以可见汗出中；表邪已尽不恶寒。太阳病证若未罢，此时不能先下法，小汗方法此时佳。若是满面皆通红，阳明有邪郁未散，阳气难以来发越，应有发热与恶寒。解熏方法来相伴，若是发汗不彻底，应当出汗而无汗，阳气怫郁难外越，此时表邪难发散，其人烦躁痛无定，时在四肢时腹中，若按痛处亦不明。其人只坐还短气，因为汗出不彻底，更需发汗才能愈。怎知汗出不彻底？此时脉象涩而滞。

若是脉象为浮数，理应邪气从汗出，若是误用攻下法，身重心悸人难舒，此时不再用汗法，待其自汗病乃除。因为尺脉为微弱，说明里气不充足，若是恢复表里气，津液通和愈汗出。

脉象浮紧伤寒证，此证理应身有痛，解表祛邪汗法行。尺部脉迟不发汗，营气不足迟脉主，阴血虚少人发汗，营血更伤变证出。

脉象为浮邪在表，发汗方法来治疗，麻黄汤来疾病逃。

脉象浮数病在表，发汗方法来治疗，麻黄汤来效果好。

未有大便六七天，头痛身热亦表寒，大承气汤任在肩。若是小便为清色，则是有邪还在表，应当汗法来治疗。若是头痛血必衄，桂枝汤来不能少。

若是经常自汗多，营气相和卫不和，营行脉中卫行外，发汗两者协调快，桂枝成汤正走来。

若是内脏无他病，时而发热多自汗，卫气不和卫固难，患者发热汗出前，桂枝汤来先发汗，营卫调和病痊愈。

脉象浮紧有伤寒，未有及时来发汗，若是此时有鼻衄，麻黄成汤不得闲。

伤寒发汗表证除，烦扰半日发热复，若是脉象为浮数，桂枝汤来再汗出。

凡病涌吐发汗法，还有疗法是泻下，导致耗血伤津液，阴阳若能自调和，定能痊愈不多说。

经过峻烈泻下后，发汗方法又加凑，以致小便为不利，损伤津液是因由。小便利法不可用，津液得时小便利，患者自愈要牢记。

泻下之后复发汗，脉象微细粟畏寒，阴阳误下虚为缘。

误下之后误发汗，肾阳虚弱白日烦，睡眠不佳心难静，昏昏欲睡在晚间，不呕不渴无表证，脉象沉微身轻热，干姜附子来做客。

太阳疾病用汗法，脉象沉迟身体痛，桂芍生姜各一两，人参三两新汤行。

发汗以后喘畏寒，头痛表证已除完，热邪壅肺为所致，桂枝汤去暂停先，自有麻杏与石甘。

发汗太甚汗太多，心阳极度虚弱中，双手交叉心胸覆，症见心慌不安宁。手按方有舒适感，桂枝甘草要建功。

汗后脐下跳不停，奔豚将发之象征，桂枝甘草枣茯苓。

汗后脾虚有气滞，腹部胀满亦不适，朴姜夏甘人参治。

伤寒涌吐攻下后，胃脘闷满气逆走，上冲胸膈沉紧脉，起立目眩又晕头，再用汗法来发汗，影响经脉与身转，宜用苓桂与术甘。

经过发汗治疗后，疾病尚未被除走，若是反见有恶寒，营卫虚弱为缘由，芍甘附子露一手。

发汗泻下病未解，烦躁恶寒兼腹泻。若是脉沉而微细，茯苓四逆来相携。

发汗之后人怕冷，此时正气虚弱中；未惧寒冷只发热，表现邪气实且盛，应当泻实兼和胃，调胃承气来担承。

太阳表证用汗法，汗多津液损伤大，胃中津液不充足，烦躁睡眠亦不佳，若是口干想饮水，少量水液可以给，胃津恢复气调和，痊愈与人紧相随。若是脉浮微发热，小便不畅怕冷多，口干饮水不停止，太阳蓄水证此时，五苓为散来医治。

汗后脉象仍浮数，烦渴五苓来做主。

伤寒病患出汗渴，五苓为散要记得。若是此时不口渴，茯苓甘草不多说。

若是太阳中风证，六七日后仍未除，发热畏寒又头痛，小便不利心难舒，若是口渴欲饮水，饮水即吐名水逆，五苓为散正来时。

患者尚未被诊脉，手部交叉又按心，老师让他来咳嗽，不咳耳聋充未闻。此因发汗已太过，心悸亡血亦亡津。汗后饮多人必喘，以水来灌亦喘勤。

汗后水药难入口，若是还要再发汗，吐下不止痛连连。经过发汗吐下后，患者虚烦不得眠；病情较重烦热甚，心烦卧起两难安，栀子豉汤记心间。

发汗或是泻下后，心胸不适热烦透，胸中窒塞人难受，热郁胸膈气机阻，栀子豉汤来守候。

外感已过五六日，泻下药用大剂量，此时身热仍未退，心胸塞结痛还狂，此为疾病未解除，栀子豉汤派用场。

外感若用泻下药，腹部胀闷心焦烦，患者坐卧两不安，热郁胸膈气腹部，栀子厚朴马当先。

若是太阳伤寒证，泻下丸药被误用，峻猛之法来攻下，出现身热未退中，心烦不安较轻微，腹痛便溏中寒证，栀子干姜尽其能。

栀子豉汤若是用，平素便溏禁通行。太阳经病若发汗，汗出疾病未解除，仍有心慌与发热，肌肉跳动晕眩目，震颤摇晃立不稳，水饮泛滥肾阳虚，此时主治用真武。

若是咽喉干燥中，辛温发汗不可用。

若是患者淋病久，阴虚下焦热正盛，误用尿血有变证。

平时患有疮疡人，虽有表证身疼痛，发汗方法莫采用，误用角弓有反张，筋脉强急为变证。

若是衄血很久人，必定阴虚又火旺，发汗方法不提倡。

误用额部凹陷处，动脉拘急人直视，眼球因此不运转，难以睡眠正当时。

平时失血疾患人，发汗方法亦不宜，误用震颤人寒栗。

平时常常出汗人，发汗方法亦不用，误用心神有恍惚，亦会慌乱难安宁，小便尿道有疼痛，禹余粮丸要行动。

平时素有内寒人，发汗方法亦不用，误用胃中虚寒甚，将会引起吐蛔症。

本应发汗反攻下，治疗错误无复加；若是发汗先解表，表解以后再下法，医生无误医术佳。本应先下反发汗，治疗错误无复加；若是先用攻下法，此种方法效堪夸。

若是患者患伤寒，医生误用泻下法，下利不止苦无涯，身痛表邪未解除，亦应先祛里邪出；里邪祛后通大便，若是仍觉有疼痛，急来救表方法行。救表宜用桂枝汤，救里四逆踏征程。

患者发热兼头痛，脉反为沉不为浮，若是症状仍未解，依然身有疼痛处，亦应先治其虚里，四逆汤来要记住。

若患太阳表证人，泻下治疗未痊愈，发汗方法再来治，导致内外皆为虚，昏冒症状亦会出。患者若是正胜邪，汗出邪散得以解，自行痊愈爽快些。因为汗出邪被散，表气调和人清闲。若是里气未调和，泻下方法治里间。

太阳疾病犹未解，尺寸脉搏忽止步，此时必是先战栗，然后出汗病解除。寸脉独见微搏动，先有汗出病解去；尺脉独见微搏动，泻下之后病痊愈。若是使用泻下法，调胃承气效更佳。

太阳表证出热汗，卫气浮盛在外面，与邪相争失外固，营阴内守会无助，治疗散邪祛风走，桂枝汤药效果殊。

太阳伤寒五六日，寒热往来或中风，寒热交替来发作，胸胁苦于闷满中，不思饮食默无语，时而心烦多呕吐。或仅胸烦未呕吐，口中作渴痛腹部，胁下痞塞兼满硬，小便不利心悸动，不渴体表为微热，兼有咳嗽此时多，小柴胡汤位显赫。

气血虚弱腠理开，邪气乘虚入内来，邪气正气两相搏，少阳经中留坐客，畏寒发热交替显，皆有其时常发作；胆气内郁连脾胃，不思饮食人沉默；脏腑相互有关联，肝木乘土腹痛现。邪气此时在胆上，疼痛此时在腹下，名为邪高记心房。胆热犯胃致呕吐，此时应用小柴胡。小柴胡汤服用后，口渴阳明症状出，表示病转阳明处，阳明治法可消除。

若是患病六七日，脉为浮弱且又迟，手足温暖风寒恶。泻下药疗两三次，患者不思来饮食，疼痛胁下又胀满，面身肤黄与双眼，项颈强直小便难。柴胡汤若此时治，肛部必然会坠重；本来口渴饮水呕，或进食后呃逆生，说明此汤不适用。

外感过后四五天，身体发热怕风兼，颈项拘急有不舒，胁下满胀手足暖，口渴三阳合病证，小柴胡汤来才行。

伤寒脉浮候滞涩，或是沉候弦劲中，应有急痛在腹部，小建中汤先来用；若是腹痛难解除，小柴胡汤再做主。

外感寒邪或风邪，柴胡汤证若存在，一两主证见亦可，此汤可用要明白，柴胡汤证若下攻，柴胡汤证仍存在，此汤治疗犹可行。正邪之争借药力，畏寒战栗是常形，高热汗出疾病解，战汗现象若屠城。

伤寒患病两三天，心悸烦扰不宁安，小建中汤用为先。

若是人患太阳病，邪传少阳十多日，反而攻下已数次，又再经过四五日，柴胡汤证若还在，先予治疗莫迟疑。若是呕吐尤未止，上腹疼痛又拘急，心中烦躁又郁闷，少阳阳明里为实，若是病情未解除，攻下痊愈大柴胡。

外感未解十三天，胸胁满闷呕吐兼，发生潮热在午后，轻微腹泻又出现。大柴胡证本应是，此汤攻下正当时，若用峻下丸药下，是为错误之治法。导致实邪仍未去，正气受损又增加，潮热腹泻两相夹。潮热是因内实邪，小柴胡汤应先服，用来解除少阳邪，柴胡芒硝稍后出。

伤寒病至十三日，超过病解一般时，谵语里热作熏蒸，攻下汤药应服用。大便应坚小便利，若是反而有下利，脉象调和无他虚，误用丸药下所致，错误疗法需谨记。不因误下自下利，脉象应是微厥时，现在脉象反调和，此为里实确无疑，调胃承气正合适。

太阳表证若未解，热邪瘀血两相搏，集聚下焦膀胱部，少腹拘痛发狂多，患者若能自下血，痊愈可期人解脱。

若是表证未解除，不能攻里解表时，待到表证解除后，少腹疼痛又拘急，此时才能来攻里，桃核承气用适宜。

外感病过八九天，误下胸部有闷满，惊惕不安人烦躁，小便不畅话语谵，难以转侧身沉重，柴胡龙牡要承担。

外感疾病腹胀满，寸口浮紧人谵语，此为肝木伐脾土，名纵针刺期门户。

伤寒病患若发热，厌恶风寒然瑟瑟，口干大渴欲饮水，定会感觉腹满多。自动汗出通小便，渴饮满腹与寒热，此证应解要记得。此为肝木逆克肺，名横针刺期门位。

太阳病至第二天，出现烦躁与不安，反用热熨熨背部，导致患者多出汗，火邪乘虚内入胃，胃中津液变枯干，躁扰不宁话语谵。若是病又十来天，出现颤抖腹泻证，正能胜邪病解前。火攻患者腰下部，不见出汗反呕吐，足底冰凉大便硬，本应小便为频数，不见频数而量少，想解却又难解出，大便之后忽头痛，感觉脚心来发热，水谷之气下流动。

若患太阳中风证，强行发汗火法攻，风被火热所逼迫，失去常规血气行，风火相互来熏蒸，肝胆疏泄失常中，患者身体会发黄，此时阳热是亢盛，迫血上走出衄血，热邪灼津阴亏空，小便短少难闻声。气血亏乏身不润，身体枯燥皱纹显，汗出仅在人头部，颈部为止一小段。阳盛阴亏腹胀满，微微气喘又口干，大便不通喉溃烂，久会出现谵语言，甚者患者会呃逆，手足躁扰捻床单，若是小便尚通顺，示意津液犹留存，此病可治须用心。

若患太阳伤寒证，此时若是脉象浮，本应发汗来解表，却用火法使汗出，心阳外亡神浮越，坐卧不安惊乱舞，桂枝去芍加蜀漆，救逆牡蛎与龙骨。

病似太阳伤寒证，脉不弦紧反见弱，并且出现口干渴，不是伤寒是温病，若是误用火法攻，火邪内迫谵语症。温病初起脉为弱，并见脉浮与发热，辛凉发汗来解表，汗出邪散好处多。

若是人患太阳病，火熏方法未出汗，患者必有躁和烦，六七日后病未解，便血可能会出现。误用火法致变证，称为火邪冠其名。

若是脉浮发热甚，太阳表实君莫问，当用发汗解表法，若是反用温灸法，虚实不分为奇葩，耗血伤阴火邪攻，咽干吐血出变证。

患者脉象若微数，阴虚内热此为属，灸法万万不可用，误用火邪会生成，火邪内迫热邪扰，烦乱变证少不了。阴血本虚反灸法，阴血更伤术不佳；热本为实反火法，更增里热错到家，血液流散在脉中，失其常度来运行，灸火虽然较微弱，内攻有力强很多，耗伤津液损筋骨，血液难以来恢复。脉象为浮病在表，发汗解表效果好，若是治疗用灸法，表邪不从汗挥发，邪热因火更炽盛，麻痹腰下为沉重，此为火逆称其名。若病自行会痊愈，一定先有心烦乱，汗出病解在后面。此理究竟从何来？浮主正气盛于外，汗出病解人自在。

发汗方法用烧针，针刺部位受寒侵，若是发生红核块，必然发作如奔豚。自感有气自少腹，向上冲至心胸部，艾火核灸各一桩，内服桂枝加桂汤，桂枝原方加二两。

误用火攻又下攻，火攻发汗心阳损，坐立不安人烦躁，桂甘龙牡要莅临。

若患太阳伤寒病，医以烧针出大汗，汗多亡阳惊狂现。

若患太阳伤寒病，应是恶寒又发热，若是只见自汗出，不见恶寒又发热，关上之脉为细数，此为吐法之过错。一二日内人呕吐，口不能食腹中饥；三四日内人呕吐，不喜糜粥欲食冷，早上食来晚上吐，吐法所致小逆名。

太阳伤寒病若吐，应当恶寒反不恶，患者不欲衣裳近，吐后心烦为缘故。

患者脉数数为热，可以引食与消谷，若是反见人呕吐，发汗太过为缘故，此时阳气势已微，膈气胃气里为虚。数脉虚热皆可主。数为客热胃气虚，胃气虚来难消谷。寒饮趁机来乘袭，不能腐熟人呕吐。

若是人患太阳病，十余日时向里行，心中不畅欲呕吐，大便反溏胸中痛，此时腹部微胀满，郁闷难有好心情。热结甚重呕吐者，调胃承气来承担。不因吐下所致者，调胃承气能得闲。欲呕胸痛微溏者，此时不是柴胡证，本是胃气已受伤，是因吐下而造成。

太阳病患六七日，正是表邪入里时，即使表证仍然在，脉象还是要注意，若脉不浮转为沉，外邪开始内陷里。内陷之邪结在胸，结胸病证可形成；内陷之邪不结胸，发狂热在下焦中，少腹应当是满硬，若是小便能自利，下血可愈要记清，若问此间为何意，皆因太阳来随经，瘀热在里是为故，抵当汤来定能行。

患者若患太阳病，脉象沉结肤发黄，小腹坚硬见其中，若是小便不顺畅，非蓄血证莫思量，而是湿热证发黄；若是小便为顺畅，并有征兆人乱狂，蓄血发黄证无疑，自有一药来抵当。

伤寒身热少腹满，小便不利应明显，现在反而是通利，下焦蓄血征象现，下其瘀血当治先，若问何者能胜任，唯有一粒抵当丸。

患者若患太阳病，饮多水饮有内停，若是小便能通利，水停中焦不出奇，变证一定有心悸；若是小便不顺利，水停下焦为满池，小腹胀满症迫急。

辨太阳病脉证并治下第七

原文

问曰：病有结胸，有脏结，其状何如？答曰：按之痛，寸脉浮，关脉沉，名曰结胸也。

何谓脏结？答曰：如结胸状，饮食如故，时时下利，寸脉浮，关脉小细沉紧，名曰脏结。舌上白胎滑者，难治。

脏结无阳证，不往来寒热，其人反静，舌上胎滑者，不可攻也。

病发于阳，而反下之，热入因作结胸；病发于阴而反下之，因作痞也。所以成结胸者，以下之太早故也。结胸者，项亦强，如柔痉状。下之则和，宜大陷胸丸。

大黄半斤，葶苈半升（熬），芒硝半升，杏仁半升（去皮尖，熬黑）。

上四味，捣筛二味，内杏仁、芒硝，合研如脂，和散，取如弹丸一枚；别捣甘遂末一钱匕，白蜜二合，水二升，煮取一升，温顿服之，一宿乃下，如不下，更服，取下为效，禁如药法。

结胸证，其脉浮大者，不可下，下之则死。

结胸证悉具，烦躁者亦死。

太阳病，脉浮而动数，浮则为风，数则为热，动则为痛，数则为虚。头痛发热，微盗汗出，而反恶寒者，表未解也。医反下之，动数变迟，膈内拒痛，胃中空虚，客气动膈，短气躁烦，心中懊憹，阳气内陷，心下因鞕，则为结胸，大陷胸汤主之。若不结胸，但头汗出，余处无汗，剂颈而还，小便不利，身必发黄。大陷胸汤。

大黄六两（去皮），芒硝一升，甘遂一钱匕。

上三味，以水六升，先煮大黄，取二升，去滓，内芒硝，煮一两沸，内甘遂末，温服一升，得快利，止后服。

伤寒六七日，结胸热实，脉沉而紧，心下痛，按之石鞕者，大陷胸汤主之。

伤寒十余日，热结在里，复往来寒热者，与大柴胡汤。但结胸，无大热者，此为水结在胸胁也。但头微汗出者，大陷胸汤主之。

太阳病，重发汗而复下之，不大便五六日，舌上燥而渴，日晡所小有潮热，从心下至少腹鞕满而痛，不可近者，大陷胸汤主之。

小结胸病，正在心下，按之则痛，脉浮滑者，小陷胸汤主之。

黄连一两，半夏半升（洗），栝楼实大者一枚。

上三味，以水六升，先煮栝楼，取三升，去滓，内诸药，煮取二升，去滓，分温三服。

太阳病，二三日，不能卧，但欲起，心下必结，脉微弱者，此本有寒分也。反下之，若利止，必作结胸；未止者，四日复下之，此作协热利也。

太阳病，下之，其脉促，不结胸者，此为欲解也。脉浮者，必结胸；脉紧者，必咽痛；脉弦者，必两胁拘急；脉细数者，头痛未止；脉沉紧者，必欲呕；脉沉滑者，协热利；脉浮滑者，必下血。

病在阳，应以汗解之，反以冷水潠之，若灌之，其热被劫不得去，弥更益烦，肉上粟起，意欲饮水，反不渴者，服文蛤散。若不差者，与五苓散。寒实结胸，无热证者，与三物、小陷胸汤。

白散亦可服。

文蛤散方：

文蛤五两。

上一味为散，以沸汤和一方寸匕服，汤用五合。

白散方：

桔梗三分，巴豆一分（去皮心，熬黑，研如脂），贝母三分。

上三味为散，内巴豆，更于臼中杵之，以白饮和服。强人半钱匕，羸者减之。病在膈上必吐，在膈下必利，不利，进热粥一杯，利过不止，进冷粥一杯。身热皮粟不解，欲引衣自覆，若水以潠之、洗之，益令热却不得出，当汗而不汗则烦。假令汗出已，腹中痛，与芍药三两，如上法。

太阳与少阳并病，头项强痛，或眩冒，时如结胸，心下痞鞕者，当刺大椎第一间、肺俞、肝俞，慎不可发汗，发汗则谵语，脉弦。五日谵语不止，当刺期门。

妇人中风，发热恶寒，经水适来，得之七八日，热除而脉迟身凉，胸胁下满，如结胸状，谵语者，此为热入血室也，当刺期门，随其实而取之。

妇人中风，七八日续得寒热，发作有时，经水适断者，此为热入血室，其血必结，故使如疟状，发作有时，小柴胡汤主之。

妇人伤寒，发热，经水适来，昼日明了，暮则谵语，如见鬼状者，此为热入血室，无犯胃气，及上二焦，必自愈。

伤寒六七日，发热微恶寒，支节烦疼，微呕，心下支结，外证未去者，柴胡桂枝汤主之。

伤寒五六日，已发汗而复下之，胸胁满微结，小便不利，渴而不呕，但头汗出，往来寒热，心烦者，此为未解也，柴胡桂枝干姜汤主之。

柴胡半斤，桂枝三两（去皮），干姜二两，栝楼根四两，黄芩三两，牡蛎二两（熬），甘草二两（炙）。

上七味，以水一斗二升，煮取六升，去滓，再煎，取三升，温服一升，日三服。初服微烦，复服汗出便愈。

伤寒五六日，头汗出，微恶寒，手足冷，心下满，口不欲食，大便鞭，脉细者，此为阳微结，必有表，复有里也。脉沉，亦在里也。汗出为阳微，假令纯阴结，不得复有外证，悉入在里，此为半在里半在外也。脉虽沉紧，不得为少阴病。所以然者，阴不得有汗，今头汗出，故知非少阴也，可与小柴胡汤。设不了了者，得屎而解。

伤寒五六日，呕而发热者，柴胡汤证具，而以他药下之，柴胡证仍在者，复与柴胡汤。此虽已下之，不为逆，必蒸蒸而振，却发热汗出而解。若心下满而鞭痛者，此为结胸也，大陷胸汤主之；但满而不痛者，此为痞，柴胡不中与之，宜半夏泻心汤。

半夏半升（洗），黄芩、干姜、人参、甘草（炙）各三两，黄连一两，大枣十二枚（擘）。

上七味，以水一斗，煮取六升，去滓，再煎取三升，温服一升，日三服。须大陷胸汤者，方用前第二法。

太阳少阳并病，而反下之，成结胸，心下鞭，下利不止，水浆不下，其人心烦。

脉浮而紧，而复下之，紧反入里，则作痞。按之自濡，但气痞耳。

太阳中风，下利呕逆，表解者，乃可攻之。其人漐漐汗出，发作有时，头痛，心下痞鞭满，引胁下痛，干呕短气，汗出不恶寒者，此表解里未和也，十枣汤主之。

芫花（熬），甘遂，大戟。

上三味等分，各别捣为散。以水一升半，先煮大枣肥者十枚，取八合，去滓，内药末。强人服一钱匕，羸人服半钱，温服之，平旦服。若下少，病不除者，明日更服，加半钱，得快下利后，糜粥自养。

太阳病，医发汗，遂发热恶寒，因复下之，心下痞，表里俱虚，阴阳气并竭，无阳则阴独，复加烧针，因胸烦，面色青黄，肤𥆧者，难治；今色微黄，手足温者，易愈。

心下痞，按之濡，其脉关上浮者，大黄黄连泻心汤主之。

大黄二两，黄连一两。

上二味，以麻沸汤二升渍之，须臾绞去滓，分温再服。

心下痞，而复恶寒汗出者，附子泻心汤主之。

本以下之，故心下痞，与泻心汤；痞不解，其人渴而口燥烦，小便不利者，五苓散主之。

伤寒，汗出解之后，胃中不和，心下痞鞕，干噫食臭，胁下有水汽，腹中雷鸣下利者，生姜泻心汤主之。

伤寒中风，医反下之，其人下利，日数十行，谷不化，腹中雷鸣，心下痞鞕而满，干呕，心烦不得安。医见心下痞，谓病不尽，复下之，其痞益甚，此非结热，但以胃中虚，客气上逆，故使鞕也，甘草泻心汤主之。

伤寒服汤药，下利不止，心下痞鞕。服泻心汤已，复以他药下之，利不止，医以理中与之，利益甚。理中者，理中焦，此利在下焦，赤石脂禹余粮汤主之。复不止者，当利其小便。赤石脂禹余粮汤。

赤石脂一斤（碎），太一禹余粮一斤（碎）。

上二味，以水六升，煮取二升，去滓，分温三服。

伤寒吐下后，发汗，虚烦，脉甚微。八九日心下痞鞕，胁下痛，气上冲咽喉，眩冒，经脉动惕者，久而成痿。

伤寒发汗，若吐若下，解后，心下痞鞕，噫气不除者，旋覆代赭汤主之。

旋覆花三两，人参二两，生姜五两，代赭一两，甘草三两（炙），半夏半升（洗），大枣十二枚（擘）。

上七味，以水一斗，煮取六升，去滓，再煎，取三升，温服一升，日三服。

下后，不可更行桂枝汤。若汗出而喘，无大热者，可与麻黄杏子甘草石膏汤。

太阳病，外证未除，而数下之，遂协热而利。利下不止，心下痞鞕，表里不解者，桂枝人参汤主之。

桂枝四两（别切），甘草四两（炙），白术三两，人参三两，干姜三两。

上五味，以水九升，先煮四味，取五升，内桂，更煮取三升，去滓，温服一升，日再，夜一服。

伤寒大下后，复发汗，心下痞，恶寒者，表未解也，不可攻痞，当先解表，表解乃可攻痞。解表宜桂枝汤，攻痞宜大黄黄连泻心汤。

伤寒发热，汗出不解，心中痞鞭，呕吐而下利者，大柴胡汤主之。

病如桂枝证，头不痛，项不强，寸脉微浮，胸中痞鞭，气上冲喉咽，不得息者，此为胸有寒也，当吐之，宜瓜蒂散。

瓜蒂一分（熬黄），赤小豆一分。

上二味，各别捣筛，为散已，合治之，取一钱匕，以香豉一合，用热汤七合，煮作稀糜，去滓，取汁和散，温顿服之。不吐者，少少加，得快吐乃止。诸亡血虚家，不可与瓜蒂散。

病胁下素有痞，连在脐旁，痛引少腹，入阴筋者，此名脏结，死。

伤寒若吐、若下后，七八日不解，热结在里，表里俱热，时时恶风，大渴，舌上干燥而烦，欲饮水数升者，白虎加人参汤主之。

伤寒无大热，口燥渴，心烦，背微恶寒者，白虎加人参汤主之。

伤寒脉浮，发热无汗，其表不解，不可与白虎汤。渴欲饮水，无表证者，白虎加人参汤主之。

太阳少阳并病，心下鞭，颈项强而眩者，当刺大椎、肺俞、肝俞，慎勿下之。

太阳与少阳合病，自下利者，与黄芩汤；若呕者，黄芩加半夏生姜汤主之。

黄芩汤方：

黄芩三两，芍药二两，甘草二两（炙），大枣十二枚（擘）。

上四味，以水一斗，煮取三升，去滓，温服一升，日再，夜一服。

黄芩加半夏生姜汤：

黄芩三两，芍药二两，甘草二两（炙），大枣十二枚（擘），半夏半升（洗），生姜一两半（一方三两，切）。

伤寒胸中有热，胃中有邪气，腹中痛，欲呕吐者，黄连汤主之。

黄连三两，甘草三两（炙），干姜三两，桂枝三两（去皮），人参二两，半夏半升（洗），大枣十二枚（擘）。

上七味，以水一斗，煮取六升，去滓，温服，昼三夜二。疑非仲景方。

伤寒八九日，风湿相抟，身体疼烦，不能自转侧，不呕，不渴，脉浮虚而涩者，桂枝附子汤主之。若其人大便鞭，小便自利者，去桂加白术汤主之。

桂枝附子汤方：

桂枝四两（去皮），附子三枚（炮，去皮，破），生姜三两（切），大枣十二枚（擘），甘草二两（炙）。

上五味，以水六升，煮取二升，去滓，分温三服。

风湿相抟，骨节疼烦，掣痛不得屈伸，近之则痛剧，汗出短气，小便不利，恶风不欲去衣，或身微肿者，甘草附子汤主之。

甘草二两（炙），附子二枚（炮，去皮，破），白术二两，桂枝四两（去皮）。

上四味，以水六升，煮取三升，去滓，温服一升，日三服。初服得微汗则解，能食。汗出复烦者，将服五合，恐一升多者，宜服六七合为始。

伤寒脉浮滑，此以表有热，里有寒，白虎汤主之。

知母六两，石膏一斤（碎），甘草二两（炙），粳米六合。

上四味，以水一斗，煮米熟，汤成去滓，温服一升，日三服。

伤寒脉结代，心动悸，炙甘草汤主之。

甘草四两（炙），生姜三两（切），人参二两，生地黄一斤，桂枝三两（去皮），阿胶二两，麦门冬半升（去心），麻子仁半升，大枣三十枚（擘）。

上九味，以清酒七升，水八升，先煮八味，取三升，去滓，内胶烊消尽，温服一升，日三服，一名复脉汤。

脉按之来缓，而时一止复来者，名曰结。又脉来动而中止，更来小数，中有还者反动，名曰结，阴也；脉来动而中止，不能自还，因而复动，名曰代，阴也。得此脉者，必难治。

诗青译文

问：

试问脏结结胸证，有何表现请说明？

答：

胸脘部位按疼痛，关沉寸浮脉结胸。

问：

什么又是脏结证？

答：

脏结结胸相类似，饮食如常时下利，关脉细小沉而紧，寸浮苔白滑难治。

脏结阳证未曾见，往来寒热亦未现。若是病人反平静，舌苔为滑莫下攻。

邪气盛实太阳病，误下热入为结胸。正气不足病入里，误用下法为痞证。结胸源于攻下早，项部强直如柔痉，攻下转柔大陷胸。

结胸证见脉浮大，治疗莫用攻下法，否则患者不为佳。

结胸证候皆具备，烦躁不宁死排队。

若是人患太阳病，脉象为浮而数动，脉浮主风邪在表，脉数主热要记牢，动脉主管是疼痛，数脉主管是虚空。头痛发热微盗汗，怕冷表证未除完。医生本应治从表，反用攻下来治疗，胃中空虚实邪无，邪气内陷为下误，邪热水饮结胸膈，脉象变迟不多说，胸胁心下痛拒按，短气烦躁人不安，结胸病证要知晓。大陷胸汤任在肩。若是结胸未形成，只见头部人出汗，止于身体颈项部，身黄不畅小便难，湿热郁蒸黄证现。

外感病过六七日，结胸症成是热实，脉象沉紧胸脘痛，触按石样硬又坚，主治要用大陷胸。

若患伤寒十多日，热邪郁结在里处，寒热往来相交替，可用方为大柴胡。若是只有结胸证，表无大热水结胸，仅有头部微出汗，大陷胸汤在途中。

若患太阳之表证，又行攻下复发汗，大便未解五六日，口渴欲饮舌燥干，午后稍微有潮热，剑突直至少腹间，坚硬胀满又疼痛，不能用手来摸按，大陷胸汤此病专。

小结胸病在何处，正是心下胃脘部，手按疼痛浮滑象，小陷胸汤来做主。

太阳病证两三日，欲坐难以来躺平，胃脘痞结有硬胀，脉象微弱为特征，素有寒饮聚在里，攻下方法被误用，腹泻因此而形成。若是腹泻已停止，因此形成是结胸；若是腹泻未停止，第四日时再下攻，协热利证会发生。

太阳表证误下攻，患者脉象是急促，未见胸结之症状，邪未内陷欲外出。脉浮结胸会发作。脉紧发生咽疼痛，脉弦多伴两胁急，细数头痛未止停，沉紧欲呕必气逆，沉滑协热会下利，浮滑便血莫相疑。

若是病证在体表，发汗解表效果好，却用冷水来退热，热不能除被水遏，热邪更甚又怕冷，肤如鸡皮疙瘩多，想饮但又未觉渴，文蛤散来不多说。若是药后犹未愈，五苓散法要配合。寒实结胸有主症，若是无热证候现，三物白散来承担。

太阳少阳两经病，患者项强又头痛，或是眩晕又昏冒，时而心下痞塞硬，此时症状如结胸，大椎肺肝俞穴刺，千万不能来发汗。误汗脉弦和谵语，谵语不止过五天，应当针刺期门穴，以此来泻其外邪。

妇患太阳中风证，发热恶寒值月经，七八日后热气退，脉迟身凉胀胁胸，结胸症状语言乱，热入血室所致患，应当针刺期门穴，以此来泻其外邪。

妇患外感风邪病，七八日后热怕冷，定时发作为症状，正值中止恰月经，此为热入血室中。热邪与血两相搏，发热怕冷似疾疟，小柴胡汤话不多。

妇人若患伤寒证，发热正值来月经，白天神志很清楚，晚间谵言妄语行，此是热已入血室，伤胃二焦药不用，患者自愈很可能。

外感病若六七天，发热微微又怕冷，四肢关节人疼痛，微呕胸闷如物撑，若是表证仍未解，柴胡桂枝携手行。

外感病若五六天，泻下方法已发汗，胸胁满闷微结硬，小便不利口渴烦，不呕出汗在头部，发热畏寒交替现。

外感病后五六天，头部汗出微畏寒，腹部胀满手足冷，不欲进食大便硬，脉象沉紧又细小，阳微结证要知情，表里两证君要明。脉沉主病是在里，阳结表现应汗出。若是纯粹阴结证，病邪应该皆里入，此证半里半在表，表证未解要记住。脉象虽然为沉紧，少阴病证君莫误，阴证不应来出汗，现有汗出在头部，可知非为少阴病，此时可用小柴胡。服后仍然不爽快，微通大便方法来，大便畅通愈期待。

伤寒病后五六天，发热呕逆两相兼，小柴胡汤主症在，攻下方药又用来，只要还有柴胡证，此种疗法仍可用。虽然已经是误下，不是逆候就不怕，服后定会蒸振战，发热病解随出汗。下后心满又硬痛，此为结胸为其名，大陷胸汤主治行。下后心满不疼痛，此为痞证君要明，柴胡汤来不适合，半夏泻心能建功。

太阳少阳合并证，攻下方法若误用，已有结胸之症状，腹泻不止心下硬，汤水在手难下咽，患者烦躁不安宁。

太阳表证脉浮紧，攻下方法若误用，浮紧变为脉沉紧，痞证因此而生成。按之柔软不为别，仅是气分有痞结。

太阳中风表未解，下利呕逆又相携，证属表里同为病，治疗当先解表证，若是表证被解除，在里水饮才攻逐。若见微微有出汗，定时会有头痛现，胸脘痞结与胀硬，牵引胸胁又疼痛，干呕气短行相伴，若是汗出不怕冷，表证已被解除中，水饮胸胁来集聚，十枣汤来建奇功。

若是人患太阳病，发汗方法若误用，仍然畏寒兼发热，再行治疗又下攻，误汗伤表又伤里，表里正气皆虚中，阴阳之气同时尽，表证已无里证存，痞满在下记在心。疗时再用烧针法，脏气大伤人难好，心胸不安人躁烦，面色青黄筋肉跳，此病难治为征兆；面色微黄手足暖，胃气尚存易痊愈。

人觉心下有痞塞，按之柔软有情怀，若是脉象关部浮，大黄黄连泻心主。

胃脘部位若痞满，人有汗出又畏寒，附子泻心要承担。

本来因为是误下，造成胃脘为痞满加，泻心汤法来疗治，痞满却未消除完，且见心烦口又干，此时小便不畅顺，水饮内蓄五苓散。

汗出表解外感病，胃中不和脘痞硬，嗳气常有食臭味，胁下水汽来相应，肠鸣如雷而下利，生姜泻心主治行。

太阳伤寒或中风，发汗解表应当用，反而攻下损脾胃，日泻数次仍未停，难化食物皆泻下，胃脘痞满响肠鸣，心烦不安又干呕，医生只见胃痞硬，以为邪热结在内，病邪未尽再下攻，痞胀更甚又生成。并非邪热结在内，中气虚弱才为对，浊气上逆结心下，胃脘痞硬更有加，甘草泻心人人夸。

若患伤寒之表证，泻下汤药又服完，腹泻连连未停止，痞胀硬结在胃脘。治疗先用泻心法，他药再用来攻下，腹泻若是犹未止，理中汤药再服用，致使腹泻更加甚。理中汤疗虚寒中，下焦不固寻良方，赤石脂和禹余粮。药后仍然未停止，恐为内盛是水湿，分利小便方法施。

若是太阳伤寒证，吐下发汗皆误用，脉象很弱人心烦，病情拖延八九天，胃脘痞结胀与硬，两胁下面又疼痛，气冲咽喉眩晕冒，全身经脉多跳动，日久痿症会生成。

伤寒病症若发汗，涌吐攻下法又兼，外邪已经被解除，心下痞硬噫气初，旋覆代赭来做主。

表证若已被攻下，桂枝汤药莫再加，外邪内入热壅肺，汗出气喘人难睡；表热症状若已除，麻杏石甘效甚伟。

太阳病证表未除，屡屡攻下方法出，表热下利被疏忽；下利绵绵若不断，胃脘痞塞与硬满，表证里证同时见，桂枝人参应承担。

伤寒表证已攻下，心下痞塞再发汗，发热畏寒若再现，表证仍未解除完，不能泄热使痞消，而应先来解其表，若是表证已解除，泄热才能痞消无。桂枝汤宜解其表，大黄黄连泻痞消。

若是伤寒见发热，汗出热又不退却，胃脘部位觉痞硬，上则呕吐下腹泻，大柴胡汤要记得。

疾病好像桂枝证，但是头却不疼痛，项部不见有拘急，寸脉微浮亦分明，胸脘痞胀见硬结，有气上冲咽喉中，此时呼吸不顺畅，痰实之邪滞在胸，瓜蒂散来吐法行。

胁下素有痞块见，连及脐旁要知情，疼痛牵引少腹部，甚至痛彻人阴茎，脏结死候记心中。

伤寒吐法下法后，七八日内病未完，表里俱热时恶风，大渴舌燥心又烦，患者欲饮水数升，白虎人参能承担。

伤寒若表无大热，里热炽盛口燥渴，心中烦躁不安定，背部微微觉畏冷，白虎人参亦能行。

伤寒疾病浮脉象，发热无汗表未解，不可再用白虎汤。若是口渴欲饮水，此时表症已解除，白虎人参能作主。

太阳病症未解除，少阳病症并发出，胃脘痞结胀又硬，颈项拘急不舒服，亦见头晕和目眩，针刺大椎肺肝俞，攻下方法不可取。

太阳少阳同时病，自动下利黄芩汤；若是兼见人呕吐，黄芩半夏与生姜。

伤寒胸脘若有热，腹中疼痛又见寒，欲吐用汤是黄连。

伤寒疾病八九天，风湿两者互相搏，身体疼痛又剧烈，难以自行来转侧，未呕口亦不觉渴，脉象浮虚又见涩，桂枝附子要记得，大便硬结小便畅，去桂再加白术汤。

风湿相互来搏结，周身关节痛加剧，牵引拘急难屈伸，触按痛甚又汗出，短气小便不畅顺，畏风不愿减衣服，或是身体微浮肿，甘草附子要记住。

伤寒疾病脉浮滑，此为表里皆有热，白虎汤来人人夸。

伤寒疾病脉结代，心中悸动不安宁，炙甘草汤要明白。

脉象按时见和缓，时而一止又跳动，此为结脉要记清。又有脉象跳一止，而且能够自复还，脉搏停止间歇短，复跳脉象稍微快，名结亦是称阴脉。脉象跳动中一止，若是未见自复还，良久再动名为代，亦属阴脉要知全。此时治疗有困难。

伤 寒 论

辨阳明病脉证并治第八

原 文

问曰：病有太阳阳明，有正阳阳明，有少阳阳明，何谓也？答曰：太阳阳明者，脾约是也。正阳阳明者，胃家实是也。少阳阳明者，发汗利小便已，胃中燥烦实，大便难是也。

阳明之为病，胃家实也。

问曰：何缘得阳明病？答曰：太阳病，若发汗、若下、若利小便，此亡津液，胃中干燥，因转属阳明，不更衣，内实，大便难者，此名阳明也。

问曰：阳明病外证云何？答曰：身热，汗自出，不恶寒，反恶热也。

问曰：病有得之一日，不发热而恶寒者，何也？答曰：虽得之一日，恶寒将自罢，即自汗出而恶热也。问曰：恶寒何故自罢？答曰：阳明居中，主土也，万物所归，无所复传。始虽恶寒，二日自止，此为阳明病也。

本太阳，初得病时，发其汗，汗先出不彻，因转属阳明也。伤寒发热，无汗，呕不能食，而反汗出濈濈然者，是转属阳明也。

伤寒三日，阳明脉大。

伤寒脉浮而缓，手足自温者，是为系在太阴。太阴者，身当发黄，若小便自利者，不能发黄。至七八日大便鞕者，为阳明病也。

伤寒转系阳明者，其人濈然微汗出也。

阳明中风，口苦咽干，腹满微喘，发热恶寒，脉浮而紧；若下之，则腹满小便难也。

阳明病，若能食，名中风；不能食，名中寒。

阳明病，若中寒者，不能食，小便不利，手足濈然汗出，此欲作固瘕，必大便初鞕后溏。所以然者，以胃中冷，水谷不别故也。

阳明病，初欲食，小便反不利，大便自调，其人骨节疼，翕翕如有热状，奄然发狂，濈然汗出而解者，此水不胜谷气，与汗共并，脉紧则愈。

阳明病欲解时，从申至戌上。

阳明病，不能食，攻其热必哕。所以然者，胃中虚冷故也。以其人本虚，攻其热必哕。

阳明病，脉迟，食难用饱，饱则微烦头眩，必小便难，此欲作谷瘅，虽下之，腹满如故。所以然者，脉迟故也。

阳明病，法多汗，反无汗，其身如虫行皮中状者，此以久虚故也。

阳明病，反无汗，而小便利，二三日呕而咳，手足厥者，必苦头痛；若不咳不呕，手足不厥者，头不痛。

阳明病，但头眩不恶寒，故能食而咳，其人必咽痛；若不咳者，咽不痛。

阳明病无汗，小便不利，心中懊侬者，身必发黄。

阳明病，被火，额上微汗出，而小便不利者，必发黄。

阳明病，脉浮而紧者，必潮热，发作有时。但浮者，必盗汗出。

阳明病，口燥但欲漱水不欲咽者，此必衄。

阳明病，本自汗出，医更重发汗，病已差，尚微烦不了了者，此必大便鞭故也。以亡津液，胃中干燥，故令大便鞭。当问其小便日几行。若本小便日三四行，今日再行，故知大便不久出；今为小便数少，以津液当还入胃中，故知不久必大便也。

伤寒呕多，虽有阳明证不可攻之。

阳明病，心下鞭满者，不可攻之。攻之利遂不止者死，利止者愈。

阳明病，面合色赤，不可攻之，必发热。色黄者，小便不利也。

阳明病，不吐不下，心烦者，可与调胃承气汤。

阳明病，脉迟，虽汗出不恶寒者，其身必重，短气，腹满而喘，有潮热者，此外欲解，可攻里也。手足濈然而汗出者，此大便已鞭也，大承气汤主之；若汗多，微发热恶寒者，外未解也，其热不潮，未可与承气汤；若腹大满不通者，可与小承气汤，微和胃气，勿令至大泄下。大承气汤。

大黄四两（酒洗），厚朴半斤（炙，去皮），枳实五枚（炙），芒硝三合。

上四味，以水一斗，先煮二物，取五升，去滓，内大黄，更煮取二升，去滓，内芒硝，更上微火一两沸，分温再服。得下，余勿服。

小承气汤方：

大黄四两，厚朴二两（炙），枳实三枚（大者，炙）。

上三味，以水四升，煮取一升二合，去滓，分温二服。初服汤，当更衣，不尔者，尽饮之；若更衣者，勿服之。

阳明病，潮热，大便微鞭者，可与大承气汤；不鞭者，不可与之。若不大便六七日，恐有燥屎，欲知之法，少与小承气汤，汤入腹中，转失气者，此有燥屎也，乃可攻之。若不转失气者，此但初头硬，后必溏，不可攻之，攻之必胀满不能食也。欲饮水者，与水则哕。其后发热者，必大便复鞭而少也，以小承气汤和之。不转失气者，慎不可攻也。小承气汤。

夫实则谵语，虚则郑声。郑声者，重语也。直视谵语，喘满者死。下利者亦死。

发汗多，若重发汗者，亡其阳。谵语，脉短者死；脉自和者不死。

伤寒若吐、若下后，不解，不大便五六日，上至十余日，日晡所发潮热，不恶寒，独语如见鬼状。若剧者，发则不识人，循衣摸床，惕而不安，微喘直视，脉弦者生，涩者死。微者，但发热谵语者，大承气汤主之，若一服利，则止后服。

阳明病，其人多汗，以津液外出，胃中燥，大便必鞕，鞕则谵语，小承气汤主之。若一服谵语止者，更莫复服。

阳明病，谵语发潮热，脉滑而疾者，小承气汤主之。因与承气汤一升，腹中转失气者，更服一升；若不转失气，勿更与之。明日不大便，脉反微涩者，里虚也，为难治，不可更与承气汤也。

阳明病，谵语有潮热，反不能食者，胃中必有燥屎五六枚也。若能食者，但鞕耳，宜大承气汤下之。

阳明病，下血谵语者，此为热入血室；但头汗出者，刺期门，随其实而泻之，濈然汗出则愈。

汗出谵语者，以有燥屎在胃中，此为风也，须下者，过经乃可下之。下之若早，语言必乱，以表虚里实故也。下之愈，宜大承气汤。

伤寒四五日，脉沉而喘满，沉为在里，而反发其汗，津液越出，大便为难，表虚里实，久则谵语。

三阳合病，腹满身重，难以转侧，口不仁，面垢，谵语遗尿，发汗则谵语，下之则额上生汗，手足逆冷。若自汗出者，白虎汤主之。

二阳并病，太阳证罢，但发潮热，手足漐漐汗出，大便难而谵语者，下之则愈，宜大承气汤。

阳明病，脉浮而紧，咽燥口苦，腹满而喘，发热汗出，不恶寒反恶热，身重。若发汗则躁，心愦愦反谵语。若加温针，必怵惕烦躁不得眠；若下之，则胃中空虚，客气动膈，心中懊憹，舌上胎者，栀子豉汤主之。

若渴欲饮水，口干舌燥者，白虎加人参汤主之。

若脉浮发热，渴欲饮水，小便不利者，猪苓汤主之。

猪苓（去皮）、茯苓、泽泻、阿胶、滑石（碎）各一两。

上五味，以水四升，先煮四味，取二升，去滓，内阿胶烊消，温服七合，日三服。

阳明病，汗出多而渴者，不可与猪苓汤，以汗多胃中燥，猪苓汤复利其小便故也。

脉浮而迟，表热里寒，下利清谷者，四逆汤主之。

若胃中虚冷，不能食者，饮水则哕。

脉浮发热，口干鼻燥，能食者则衄。

阳明病，下之，其外有热，手足温，不结胸，心中懊憹，饥不能食，但头汗出者，栀子豉汤主之。

阳明病，发潮热，大便溏，小便自可，胸胁满不去者，与小柴胡汤。

阳明病，胁下鞕满，不大便而呕，舌上白胎者，可与小柴胡汤。上焦得通，津液得下，胃气因和，身濈然汗出而解。

阳明中风，脉弦浮大而短气，腹都满，胁下及心痛，久按之气不通，鼻干不得汗，嗜卧，一身及面目悉黄，小便难，有潮热，时时哕，耳前后肿，刺之小差，外不解，病过十日，脉续浮者，与小柴胡汤。

脉但浮，无余证者，与麻黄汤；若不尿，腹满加哕者，不治。

阳明病，自汗出，若发汗，小便自利者，此为津液内竭，虽鞕不可攻之，当须自欲大便，宜蜜煎导而通之。若土瓜根及大猪胆汁，皆可为导。

蜜煎方：

食蜜七合。

上一味，于铜器内，微火煎，当须凝如饴状，搅之勿令焦著，欲可丸，并手捻作挺，令头锐，大如指，长二寸许，当热时急作，冷则鞕。以内谷道中，以手急抱，欲大便时乃去之。疑非仲景意，已试良甚。

又大猪胆一枚，泻汁，和少许法醋，以灌谷道中，如一食顷，当大便出宿食恶物。

阳明病，脉迟，汗出多，微恶寒者，表未解也，可发汗，宜桂枝汤。

阳明病，脉浮，无汗而喘者，发汗则愈，宜麻黄汤。

阳明病，发热汗出者，此为热越，不能发黄也。但头汗出，身无汗，剂颈而还，小便不利，渴引水浆者，此为瘀热在里，身必发黄，茵陈汤主之。

茵陈蒿六两，栀子十四枚（擘），大黄二两（去皮）

上三味，以水一斗二升，先煮茵陈，减六升，内二味，煮取三升，去滓，分三服，小便当利，尿如皂荚汁状，色正赤，一宿腹减，黄从小便去也。

阳明证，其人喜忘者，必有畜血。所以然者，本有久瘀血，故令喜忘，屎虽鞕，大便反易，其色必黑，宜抵当汤下之。

阳明病，下之，心中懊憹而烦，胃中有燥屎者，可攻。腹微满，初头鞕，后必溏，不可攻之。若有燥屎者，宜大承气汤。

病人不大便五六天，绕脐痛，烦躁，发作有时者，此有燥屎，故使不大便也。

病人烦热，汗出则解，又如疟状，日晡所发热者，属阳明也。脉实者，宜下之；脉浮虚者，宜发汗。下之与大承气汤，发汗宜桂枝汤。

大下后，六七日不大便，烦不解，腹满痛者，此有燥屎也。所以然者，本有宿食故也，宜大承气汤。

病人小便不利，大便乍难乍易，时有微热，喘冒不能卧者，有燥屎也，宜大承气汤。

食谷欲呕者，属阳明也。吴茱萸汤主之。得汤反剧者，属上焦也。吴茱萸汤。

吴茱萸一升（洗），人参三两，生姜六两（切），大枣十二枚（擘）。

上四味，以水七升，煮取二升，去滓，温服七合，日三服。

太阳病，寸缓关浮尺弱，其人发热汗出，复恶寒，不呕，但心下痞者，此以医下之也。如其不下者，病人不恶寒而渴者，此转属阳明也。小便数者，大便必鞕，不更衣十日，无所苦也。渴欲饮水，少少与之，但以法救之。渴者，宜五苓散。

脉阳微而汗出少者，为自和也；汗出多者，为太过。阳脉实，因发其汗，出多者，亦为太过。太过者，为阳绝于里，亡津液，大便因鞕也。

脉浮而芤，浮为阳，芤为阴，浮芤相抟，胃气生热，其阳则绝。

趺阳脉浮而涩，浮则胃气强，涩则小便数，浮涩相抟，大便则鞕，其脾为约，麻子仁丸主之。

麻子仁二升，芍药半斤，枳实半斤（炙），大黄一斤（去皮），厚朴一尺（炙，去皮），杏仁一升（去皮尖，熬，别作脂）。

上六味，蜜和丸，如梧桐子大，饮服十丸，日三服，渐加，以知为度。

太阳病三日，发汗不解，蒸蒸发热者，属胃也，调胃承气汤主之。

伤寒吐后，腹胀满者，与调胃承气汤。

太阳病，若吐若下若发汗后，微烦，小便数，大便因鞕者，与小承气汤和之，愈。

得病二三日，脉弱，无太阳柴胡证，烦躁，心下鞕，至四五日，虽能食，以小承气汤，少少与，微和之，令小安，至六日，与承气汤一升。若不大便六七日，小便少者，虽不能食，但初头鞕，后必溏，未定成鞕，攻之必溏，须小便利，屎定鞕，乃可攻之，宜大承气汤。

伤寒六七日，目中不了了，睛不和，无表里证，大便难，身微热者，此为实也。急下之，宜大承气汤。

阳明，发热汗多者，急下之，宜大承气汤。

发汗不解，腹满痛者，急下之，宜大承气汤。

腹满不减，减不足言，当下之，宜大承气汤。

阳明少阳合病，必下利，其脉不负者，为顺也；负者，失也，互相克贼，名为负也。脉滑而数者，有宿食也，当下之，宜大承气汤。

病人无表里证，发热七八日，虽脉浮数者，可下之。假令已下，脉数不解，合热则消谷喜饥，至六七日不大便者，有瘀血，宜抵当汤。

若脉数不解，而下不止，必协热便脓血也。

伤寒发汗已，身目为黄，所以然者，以寒湿在里，不解故也。以为不可下也，于寒湿中求之。

伤寒七八日，身黄如橘子色，小便不利，腹微满者，茵陈蒿汤主之。

伤寒身黄发热，栀子柏皮汤主之。

栀子柏皮汤方：

肥栀子十五个（擘），甘草一两（炙），黄柏二两。

上三味，以水四升，煮取一升半，去滓，分温再服。

伤寒瘀热在里，身必发黄，麻黄连轺赤小豆汤主之。

麻黄二两（去节），连轺二两（连翘根是），杏仁四十个（去皮尖），赤小豆一升，大枣十二枚（擘），生梓白皮一升（切），生姜二两（切），甘草二两（炙）。

上八味，以潦水一斗，先煮麻黄再沸，去上沫，内诸药，煮取三升，分温三服，半日服尽。

诗青译文

问：

现有三种不同病，第一太阳阳明病，第二正阳阳明病，第三少阳阳明病，各为何意请说明？

答：

太阳阳明脾约证，胃燥津伤便秘证。正阳阳明胃实证，肠胃燥热积实证。第三少阳阳明证，发汗利便法误用，津液损伤致肠燥，大便难解之病证。

阳明热实是何意，胃肠燥实在其中。

问：

阳明病证怎产生？

答：

人患太阳之表证，误用攻下过发汗，又再误用利便法，津液损伤肠胃干，病邪因此入阳明，肠胃燥实难大便。

问：

阳明外证请说明？

答：

身热自汗不怕冷，反而怕热记心中。

问：

阳明病患第一日，不见发热反怕冷，是何原因请说明？

答：

虽是病患第一日，怕冷亦会自停止，怕热自汗将出时。

问：

怕冷为何会自愈？

答：

阳明中央为戊土，土为万物所归属，诸经若是有病证，皆可传递于阳明。阳明已是极阳热，很少传变其他经。虽然开始为怕冷，次日身体会自停。

本来属于太阳病，初病汗法若误用，由于汗出不透彻，导致邪气传阳明。外感发热而无汗，呕吐厌食症状现，伤寒邪热是亢盛，反而汗出流不断，应是阳明被邪传。

伤寒出现第三天，脉大病在阳明间。

外感脉象浮而缓，病属太阴手足暖。太阴寒湿有内郁，身黄不通小便难；若是出现七八天，湿邪化燥大便硬，阳明之病转其间。

伤寒他经转阳明，患者连绵有汗出。

若是阳明受风邪，咽喉干燥口中苦，腹部胀满微气喘，发热怕冷脉紧浮，不可攻下若误下，小便难解人胀腹。

阳明能食为中风；阳明不食为寒中。

阳明中寒不能食，兼有小便不畅通，手足不断来出汗，固瘕征兆将形成，大便初硬稀溏后，不泌水谷胃寒冷。

阳明病初食正常，小便不利大便畅。患者常感骨节痛，翕翕发热为症状，患者突然躁不安，随之病除汗不断。水湿之邪不胜谷，病愈脉紧出邪汗。

阳明病解在何时，下午四时八时间。

阳明中寒食不能，苦寒泄热若误用，胃中虚寒为缘故，呃逆症状将发生。患者胃气本就虚，苦寒泄热又再用，更虚呃逆生变证。阳明不饱脉象迟，过饱就会烦不适，头晕眼花难小便，谷疸将要发作时。虽然服用泻下药，腹胀仍然不会小。脉迟原因要知晓。

阳明病证里实热，里热迫津当汗出，此时若是反无汗，素体阴津阳不足，热欲外越不得汗，邪热郁在人肌肤，身痒如同多虫蚁，皮内爬行有感触。

阳明病证应多汗，若是阳明中为寒，中阳不运难布水，所以此时反无汗。寒饮留滞在中焦，所以小便却不难。病情再至二三日，寒饮上逆呕吐多，犯肺为咳胃阳阻，中阳不达四肢末，手足厥冷人哆嗦。头为诸阳交汇处，水寒之气逆向上，头痛是因犯清阳。若是胃阳尚温运，中焦寒饮又不甚，不咳不厥不呕吐，头亦不痛人舒心。

阳明病证只头眩，能食而咳不恶寒，此时其人必咽痛；若是不咳咽不痛。

阳明病证未出汗，小便不利心懊烦，身必发黄记心间。

阳明病证用火疗，额头微汗要知晓，若是小便行不利，必定发黄已明了。

阳明病证脉浮紧，伤寒外证很明显，有时潮热会发作，脉浮必定出盗汗。

阳明病证口干燥，以水含漱不下咽，热在血分伤血络，各种出血是必然。

阳明病应自汗出，医生重用来发汗，病证虽能勉强解，仍有不爽和微烦，定是大便未排掉。汗出过多津液少，肠中怎能不干燥。应询一日几小便，若是初日三四次，现在一日有两次，大便快出自可知。根据小便之次数，津液在肠可推知，解除大便将来时。

剧烈呕吐伤寒病，虽有阳明腑实症，攻下疗法亦不行。胃脘硬满阳明病，泻下方药不可用。误用致泻难终止，可能危及人性命；若是腹泻已停止，痊愈还是有可能。

满面通红阳明病，攻下方法亦不用。误用肤黄人发热，小便不畅之变证。

若是人患阳明病，未经催吐来泻下，若有心烦和不安，调胃承气此时佳。

若是人患阳明病，脉迟汗出不怕冷，身体沉重兼短气，腹部胀满喘息中，若是患者有潮热，表证将解里实成，可除里实来下攻；若是手足汗不断，此时大便又结硬，大承气汤应出现。若是患者出汗多，怕冷轻微又发热，表证未解不多说，若是患者未潮热，承气攻下亦不可。若是腹部胀满甚，大便不通是为真，小承气汤轻微泻，和畅胃气要小心，峻泻药攻不出勤。

若是人患阳明病，潮热大便微结硬，燥屎内阻成里实，大承气汤可下攻；若是大便不硬结，内无燥屎先说明，大承气汤不可用。六七天后未大便，恐有燥屎在里面，小承气汤少量现。服后患者转矢气，此为征象有燥屎，攻下方法正合适；服后若是无矢气，大便初硬后溏稀，此时不能向下攻，否则形成腹部满，不食饮逆之变证。攻下之后又发热，燥屎复结很明了，大便再硬量不多，小承和胃来正好。小承气汤无矢气，下法千万不能用。

阳热实邪多谵语，精气虚怯重复声。两目直视喘胀满，多为将死之病证；兼有下利亦死证。

发汗太过或复汗，大伤阳气谵语现，死候短脉记心间；若是脉症相适应，不是将死之病证。

伤寒表证当汗法，若是误用攻下吐，耗伤阴津邪入里，化热为燥大便无。五六上至十余日，日晡前后发潮热，人不恶寒谵语多。若是病情日渐重，燥热益盛精神昏，渐渐已经不识人。表现循衣又摸床，心阴耗伤难养神，人会惊惕不安心。肺气不降则微喘，肝肾阴津亦乏竭，直视皆因养目难，参其脉象定生死。尚有生机脉长弦，正气大伤津已枯，预后不良脉涩短，脉微发热若谵语，大承气汤要承担，亦应中病即停止，过下伤正不可谈。

阳明患者汗出多，津液外泄不用说，津液减少而干燥，大便必定是坚硬，便硬定会有谵语，小承气汤能解脱。

若是服后谵语停，不须再服要执行。

阳明患者有谵语，谵语潮热并肩行，大承气汤来下攻。若是脉滑而疾者，燥热结实不严重，小承气汤先来试，先服一升观反应，服后若是转矢气，说明燥屎已形成，便虽未通有解欲，乘势再来服一升。服后肠中无矢气，说明燥屎未形成，多为初硬溏在后面，此时不可再下攻。若是次日无大便，脉反微涩先辨明，微为气虚涩血少，虚实夹杂是为证。便硬当攻虚不可，攻补两难要知情。

若是人患阳明病，谵语潮热食不能，肠中燥屎若成形，大承气汤来下攻；若是便结尚能食，小承气汤和胃行。

若是人患阳明病，下血并有谵语声，血室有热入其中。若是只有头出汗，当刺期门之穴位，以泻实邪才为对，若是周身皆出汗，即将痊愈见晴天。

若是汗出有谵语，太阳中风要分明。内有燥屎结在内，泻下方法若下攻，先解表证才能行。若是过早用下法，表邪尽陷里实重，神昏语言错乱中。表证已解里未除，大承气汤此时出。

四五日后伤寒病，脉沉咳喘又胀满。沉脉疾病是在里，若是误用来发汗，津液定会随汗出，大便亦是有困难。汗出表虚为里实，时久患者胡乱言。

太阳阳明与少阳，三经合病腹胀满，身体沉重难转侧，口中麻木污脸面，谵语小便又失禁，若见身热亦自汗，邪热阳明为偏重，白虎汤药应出现。

太阳阳明两经病，太阳表证已解除，患者潮热仅仅见，手足微微有汗出，大便困难而谵语，阳明里实是为属，攻下里实可痊愈，大承气汤来作主。

若是人患阳明病，脉象浮紧咽喉干，腹胀满喘兼口苦，发热汗出不恶寒，身体沉重反恶热。误汗就会心烦乱，太多谵话成语言；若是妄行温针法，怵惕烦躁不得眠；若是妄行泻下法，胃气损伤常可见，邪热烦扰在胸膈，心中懊恼欲翻台，黄白舌苔薄又腻，栀子豉汤正走来。若是妄行攻下法，热盛津伤是常态，

88

口渴欲饮舌干燥，白虎人参相叠加。

若是患者被误下，脉浮口渴有热发，若是小便不顺畅，水热下焦属阴伤，主治宜用猪苓汤。

若是人患阳明病，汗出为多必口渴，津伤胃津不足有，猪苓汤法不可得。猪苓为汤利小便，再用定会损伤多。

若是患者脉浮迟，表有热象虚寒里，泄泻完谷难来化，四逆汤来为主治。

胃中虚寒人食难，饮水之后现呃逆。

脉浮发热口鼻燥，能食鼻衄将来时。

若是人患阳明病，下后其外热未消，手足温又不结胸，饥不能食心中懊，此时头部见出汗，栀子豉汤来主导。若是人患阳明病，症见潮热大便稀，自己小便尚可以，胸胁满而犹未去，小柴胡汤莫迟疑。

若是人患阳明病，痞硬胁下又胀满，苔白难便又呕吐，柴胡病证犹未完，小柴胡汤要承担。上焦经气得顺畅，津液亦能向下传，胃肠功能可恢复，畅汗淋漓成美谈。

若患阳明中风病，脉弦浮大腹满中，心下两胁皆作痛，按压时久仍未通，鼻干无汗人嗜睡，面目全身皆黄影，小便难解有潮热，前后耳胀呃不停，证属三阳合为病，针刺泄热法先行。刺后里热得以泄，此时病情稍减轻，太阳少阳证未除，十余天后脉弦浮，以解少阳小柴胡。

若是脉象只为浮，其他里证寻却无，麻黄汤来效果舒。若是此时无小便，腹满呃逆重明显，此为死候记心间。

若是人患阳明病，自汗已伤津液中，若是再用发汗法，小便又会不畅通，肠中津液遂枯竭，大便亦会干结硬。攻下方法亦不用，待到患者欲大便，引导疏通用蜜煎，大猪胆汁土瓜根，皆可成为导药引。

若是人患阳明病，脉迟汗多微怕冷，此为表证仍未解，桂枝汤来发汗行。

若是人患阳明病，脉浮无汗喘急促，麻黄汤来发汗出。

若是人患阳明病，此时发热又出汗，热邪发越出向外，发黄病证见时难。若仅头部才汗出，身上无汗止颈部，小便不畅又口渴，郁滞在里湿热多，势必肌肤会发黄。茵陈蒿来要煎汤。

若是人患阳明病，体内蓄血又健忘。瘀血久停气血阻，故人健忘记心上。大便虽硬但易解，颜色为黑不必慌，此时应有抵当汤。

若是人患阳明病，泻后烦闷在心中，肠中若是有燥屎，攻下方法拿来用。若是腹部微微满，初硬后溏必定成，攻下方法用不可。燥屎内结用大承。

五六日内未大便，环脐疼痛躁不安，一段时间才发作，肠中燥屎结阻多，大便不通还用说。

若是心烦又发热，汗出以后能解除。再次发作如疟疾，定时发热在下午，此为阳明热在里。脉象坚实且有力，攻下方法此时宜；脉象浮虚发汗法。攻下可用大承气，发汗可以用桂枝。

峻泻药物攻下后，六七日内无大便，烦躁腹部胀满痛，燥屎在肠是为缘。此因下后热未尽，大承气汤效未显。

大便忽难又忽易，患者小便亦不利，体表时时轻微热，不能安卧冒喘息，燥屎阻结为缘故，大承气来正适宜。

若是进食欲呕吐，阳明胃寒证为属，吴茱萸汤可做主。服后呕吐若加剧，不是胃中有寒虚，上焦有热很突出。

若是人患太阳病，寸部脉缓关脉浮，尺部脉弱热出汗，心下痞满不舒服，患者怕冷未呕吐，此为医生攻下误。若是医生未下攻，患者口渴不怕冷，此是病邪传阳明。若是小便为频数，大便一定会干枯，十天虽然无大便，患者不会觉痛苦。若是津液不充分，人会口渴欲饮水，汤水服时量要少，津液恢复健康回。若是水饮蓄于内，气不化津致口干，通阳化气五苓散。其他原因致口渴，依法施治再斟酌。

脉象无力而虚浮，邪去表和微汗出，疾病渐渐会恢复。若是患者发汗多，脉象有力浮又盛。此时阴液受损伤，阳气独亢在里中，胃肠津液已减少，大便必定会干硬。

若是脉象浮而芤，浮主为阳气盛多，芤是主阴血为虚，浮芤两脉相结合，胃气偏亢则生热，阳热亢盛至极点，阴液肯定有亏虚，大便硬结在里间。

趺阳脉浮而且涩，浮为主胃是盛热，涩是因为小便数，浮涩两脉同时出，肠燥大便硬如珠，胃热能够制约脾，不能正常来输布，麻子仁丸在途中。

太阳病过三天后，发汗疗法病不走，高热炽盛阳明转，调胃承气要在手。

太阳表证人若患，吐攻发汗全用遍，小便频数大便硬，轻微心烦亦出现，小承气来和胃气，攻下里实可痊愈。

患病脉弱两三天，心情烦躁人不安，太阳柴胡证皆无，胀硬部位在胃脘。四五日后虽能食，可以服用小承气，少量胃气得微和，患者稍得是小安。六日再服一升汤。日后若无大便到，虽不能食小便少，不可大剂攻下疗，因为仅是初头硬，后面必是溏稀薄，攻下效果不太好。必须先使小便利，粪便完全为燥硬，才能攻下用大承。

外感病有六七日，视物模糊看不清，眼球转动难灵活，既无畏寒和头痛，又无腹痛谵语声。大便困难不易解，体表轻微发热中，燥热内结实已成，真阴此时欲衰竭，应当急下来存阴，大承气汤定神针。

若是阳明燥实证，此时里热似熏蒸，汗出太多因发热，大承气汤最实用。

发汗以后病未除，胀满疼痛反在腹，因为发汗伤津液，燥热结实很迅速，应当急下来存阴，大承气汤药到除。

腹部胀满持未减，略减亦是不足道，此时宜用攻下法，大承气汤很精妙。

阳明少阳合经病，邪热下迫大肠行，腹泻势必会发生。若是木邪未克土，而见实大脉滑数，阳明实热与相和，称为顺证要清楚；若是木邪能克土，只见少阳弦脉出，称为逆证要记住。现有脉象数且滑，阳明宿食停内家，宿滞内阻应下攻，大承气汤别无他。

证无典型表与里，发热已有七八日，脉象虽然是浮数，攻下方法用其时。攻下方法使用后，脉数未改消谷饥，此是邪已不在胃，热合血分君须知。六七日内无大便，瘀血内结身里边，抵当汤药岂能闲。

下后脉数犹未解，腹泻此时难止停，热邪下迫热下利，变证解便有血脓。

伤寒若是发汗后，体内仍然有寒湿，黄色眼睛和肤皮。祛黄不能用下法，寒湿治法用此时。

外感病若七八天，皮肤发黄如橘色，小便不畅腹胀满，茵陈蒿汤来做客。

伤寒周身若发黄，并伴发热在身旁，自有栀子柏皮汤。

若是人患外感病，湿热郁滞在里行，身为黄色要知情，若有畏寒与头痛，无汗身痒等表证，麻连赤汤正当用。

伤 寒 论

辨少阳病脉证并治第九

原 文

少阳之病，口苦，咽干，目眩也。

少阳中风，两耳无所闻，目赤，胸中满而烦者，不可吐下，吐下则悸而惊。

伤寒，脉弦细，头痛发热者，属少阳。少阳不可发汗，发汗则谵语。此属胃，胃和则愈，胃不和，烦而悸。

本太阳病不解，转入少阳者，胁下鞕满，干呕不能食，往来寒热，尚未吐下，脉沉紧者，与小柴胡汤。

若已吐、下、发汗、温针，谵语，柴胡汤证罢，此为坏病，知犯何逆，以法治之。

三阳合病，脉浮大，上关上，但欲眠睡，目合则汗。

伤寒六七日，无大热，其人躁烦者，此为阳去入阴故也。

伤寒三日，三阳为尽，三阴当受邪。其人反能食而不呕，此为三阴不受邪也。

伤寒三日，少阳脉小者，欲已也。

少阳病，欲解时，从寅至辰上。

诗青译文

少阳疾病主要症，咽干口苦目眩中。

少阳若是受风邪，两耳不闻门外声，胸闷不安人烦扰，两眼肯定会发红，吐下方法不可用，否则变证心悸惊。

若是人患外感病，脉象弦细热头痛，证属少阳先说明。此时不用发汗法，误用津液受损中，津伤胃燥阳明传，时时耳闻谵语声。胃气调和能痊愈；不和烦躁心悸症。

太阳病患未解除，若是传入至少阳，胁下痞硬又胀满，难食欲呕记心房，发热怕冷交替作，未用攻下或涌吐，沉紧脉用小柴胡。

已用催吐与泻下，发汗温针诸方法，患者谵妄语言来，柴胡汤证已不在，此时说明病转坏，何为误治要思考，找到方法再治疗。

太阳阳明少阳经，若是三经同时病，脉浮且大又弦直，欲睡闭眼出汗中。

伤寒疾病六七天，未见大热体表间，此时心情很烦躁，外邪入里为其源。

外感病若第三天，三阳经里邪尽传，三阴经里亦应见。

患者反食不呕吐，三阴经邪未传入。

伤寒三日少阳病，脉象若小转愈中。

少阳病证何时解，三到九点晨时明。

伤寒论

辨太阴病脉证并治第十

原文

太阴之为病，腹满而吐，食不下，自利益甚，时腹自痛。若下之，必胸下结鞕。

太阴中风，四肢烦疼，阳微阴涩而长者，为欲愈。

太阴病，欲解时，从亥至丑上。

太阴病，脉浮者，可发汗，宜桂枝汤。

自利不渴者，属太阴，以其脏有寒故也，当温之，宜服四逆辈。

伤寒脉浮而缓，手足自温者，系在太阴。太阴当发身黄；若小便自利者，不能发黄。至七八日，虽暴烦下利日十余行，必自止，以脾家实，腐秽当去故也。

本太阳病，医反下之，因而腹满时痛者，属太阴也，桂枝加芍药汤主之。大实痛者，桂枝加大黄汤主之。

太阴为病，脉弱，其人续自便利，设当行大黄芍药者，宜减之，以其人胃气弱，易动故也。

诗青译文

太阴疾病主要症，腹部胀满又呕吐，不进饮食腹泻重，时有疼痛在腹部。若是误用攻下法，胃脘痞结硬更加。

若患太阴中风证，烦扰无措四肢痛，脉象微涩变长脉，行将痊愈要分明。

太阴疾病何时解，夜晚十时至二时。

太阴表证且脉浮，桂枝汤来发汗宜。

腹泻不渴属太阴，脾脏虚寒温里法，四逆汤类方药佳。

太阴外感脉浮缓，手足温煦成自然。寒湿内郁应发黄，若是小便能通畅，湿能下泄不发黄，七八日后突心烦，腹泻十次一日间，腹泻止停人清闲。脾阳慢慢复原样，胃肠机能若正常，积物从下来逃亡。

本来应是太阳病，医生用药反下攻，时有腹痛与胀满，邪陷太阴医误成，桂枝芍药要领情；肠有积滞痛实大，桂枝大黄来建功。

太阴病患脉象弱，虽然暂时无腹泻，其后必发要记得。若用大黄和芍药。减量使用有必要，脾胃之气若虚弱，受损之时肯定多。

辨少阴病脉证并治第十一

原文

少阴之为病，脉微细，但欲寐也。

少阴病，欲吐不吐，心烦，但欲寐，五六日自利而渴者，属少阴也，虚故引水自救。若小便色白者，少阴病形悉具。小便白者，以下焦虚有寒，不能制水，故令色白也。

病人脉阴阳俱紧，反汗出者，亡阳也，此属少阴，法当咽痛而复吐利。

少阴病，咳而下利，谵语者，被火气劫故也，小便必难，以强责少阴汗也。

少阴病，脉细沉数，病为在里，不可发汗。

少阴病，脉微，不可发汗，亡阳故也。阳已虚，尺脉弱涩者，复不可下之。

少阴病，脉紧，至七八日，自下利，脉暴微，手足反温，脉紧反去者，为欲解也，虽烦下利，必自愈。

少阴病，下利，若利自止，恶寒而蜷卧，手足温者，可治。

少阴病，恶寒而蜷，时自烦，欲去衣被者，可治。

少阴中风，脉阳微阴浮者，为欲愈。

少阴病，欲解时，从子至寅上。

少阴病，吐利，手足不逆冷，反发热者，不死。脉不至者，灸少阴七壮。

少阴病，八九日，一身手足尽热者，以热在膀胱，必便血也。

少阴病，但厥无汗，而强发之，必动其血，未知从何道出，或从口鼻，或从目出者，是名下厥上竭，为难治。

少阴病，恶寒，身蜷而利，手足逆冷者，不治。

少阴病，吐利，躁烦，四逆者，死。

少阴病，下利止而头眩，时时自冒者，死。

少阴病，四逆，恶寒而身蜷，脉不至，不烦而躁者，死。

少阴病，六七日，息高者，死。

少阴病，脉微细沉，但欲卧，汗出不烦，自欲吐，至五六日，自利，复烦躁，不得卧寐者，死。

少阴病，始得之，反发热，脉沉者，麻黄细辛附子汤主之。

麻黄二两（去节），细辛二两，附子一枚（炮，去皮，破八片）。

上三味，以水一斗，先煮麻黄，减二升，去上沫，内诸药，煮取三升，去滓，温服一升，日三服。

少阴病，得之二三日，麻黄附子甘草汤，微发汗。以二三日无里证，故微发汗也。

麻黄二两（去节），甘草二两（炙），附子一枚（炮，去皮，破八片）。

上三味，以水七升，先煮麻黄一两沸，去上沫，内诸药，煮取三升，去滓，温服一升，日三服。

少阴病，得之二三日以上，心中烦，不得卧，黄连阿胶汤主之。

黄连四两，黄芩二两，芍药二两，鸡子黄二枚，阿胶三两。

上五味，以水六升，先煮三物，取二升，去滓，内胶烊尽，小冷，内鸡子黄，搅令相得，温服七合，日三服。

少阴病，得之一二日，口中和，其背恶寒者，当灸之，附子汤主之。

附子二枚（炮，去皮，破八片），茯苓三两，人参二两，白术四两，芍药三两。

上五味，以水八升，煮取三升，去滓，温服一升，日三服。

少阴病，身体痛，手足寒，骨节痛，脉沉者，附子汤主之。

少阴病，下利便脓血者，桃花汤主之。

赤石脂一斤（一半全用，一半筛末），干姜一两，粳米一升。

上三味，以水七升，煮米令熟，去滓，温服七合，内赤石脂末方寸匕，日三服。若一服愈，余勿服。

少阴病，二三日至四五日，腹痛，小便不利，下利不止便脓血者，桃花汤主之。

少阴病，下利便脓血者，可刺。

少阴病，吐利，手足逆冷，烦躁欲死者，吴茱萸汤主之。

少阴病，下利，咽痛，胸满，心烦，猪肤汤主之。

猪肤一斤。

上一味，以水一斗，煮取五升，去滓，加白蜜一升，白粉五合，熬香，和令相得，温分六服。

少阴病，二三日咽痛者，可与甘草汤；不差者，与桔梗汤。

甘草汤方：

甘草二两。

上一味，以水三升，煮取一升半，去滓，温服七合，日二服。

桔梗汤方：

桔梗一两，甘草二两。

上二味，以水三升，煮取一升，去滓，温分再服。

少阴病，咽中伤，生疮，不能语言，声不出者，苦酒汤主之。

半夏十四枚（洗，破如枣核），鸡子一枚（去黄，内上苦酒，着鸡子壳中）。

上二味，内半夏著苦酒中，以鸡子壳置刀环中，安火上，令三沸，去滓，少少含咽之。不差，更作三剂。

少阴病，咽中痛，半夏散及汤主之。

半夏（洗），桂枝（去皮），甘草（炙）。

上三味，等分，各别捣筛已，合治之，白饮和服方寸匕，日三服。若不能散服者，以水一升，煎七沸，内散两方寸匕，更煎三沸，下火，令小冷，少少咽之。半夏有毒，不当散服。

少阴病，下利，白通汤主之。

葱白四茎，干姜一两，附子一枚（生，去皮，破八片）。

上三味，以水三升，煮取一升，去滓，分温再服。

少阴病，下利脉微者，与白通汤；利不止，厥逆无脉，干呕烦者，白通加猪胆汁汤主之。服汤脉暴出者死，微续者生。白通加猪胆汤。

葱白四茎，干姜一两，附子一枚（生，去皮，破八片），人尿五合，猪胆汁一合。

上五味，以水三升，煮取一升，去滓，内胆汁、人尿，和令相得，分温再服，若无胆，亦可用。

少阴病，二三日不已，至四五日，腹痛，小便不利，四肢沉重疼痛，自下利者，此为有水气，其人或咳，或小便利，或下利，或呕者，真武汤主之。

茯苓三两，芍药三两，白术二两，生姜三两（切），附子一枚（炮，去皮，破八片）。

上五味，以水八升，煮取三升，去滓，温服七合，日三服。若咳者，加五味子半升，细辛一两，干姜一两。若小便利者，去茯苓。若下利者，去芍药，加干姜二两。若呕者，去附子，加生姜，足前为半斤。

少阴病，下利清谷，里寒外热，手足厥逆，脉微欲绝，身反不恶寒，其人面色赤，或腹痛，或干呕，或咽痛，或利止脉不出者，通脉四逆汤主之。

甘草二两（炙），附子大者一枚（生用，去皮，破八片），干姜三两（强人可四两）。

上三味，以水三升，煮取一升二合，去滓，分温再服。其脉即出者愈。面色赤者，加葱九茎。腹中痛者，去葱，加芍药二两。呕者，加生姜二两。咽痛者，去芍药，加桔梗一两。利止脉不出者，去桔梗，加人参二两。病皆与方相应者，乃服之。

少阴病，四逆，其人或咳，或悸，或小便不利，或腹中痛，或泄利下重者，四逆散主之。

甘草（炙），枳实（破，水渍，炙干），柴胡，芍药。

上四味，各十分，捣筛，白饮和服方寸匕，日三服。咳者，加五味子、干姜各五分，并主下利。悸者，加桂枝五分。小便不利者，加茯苓五分。腹中痛者，加附子一枚，炮令坼。泄利下重者，先以水五升，煮薤白三升，煮取三升，去滓，以散三方寸匕，内汤中，煮取一升半，分温再服。

少阴病，下利六七日，咳而呕渴，心烦不得眠者，猪苓汤主之。

少阴病，得之二三日，口燥咽干者，急下之，宜大承气汤。

少阴病，自利清水，色纯青，心下必痛，口干燥者，可下之，宜大承气汤。

少阴病，六七日，腹胀不大便者，急下之，宜大承气汤。

少阴病，脉沉者，急温之，宜四逆汤。

少阴病，饮食入口则吐，心中温温欲吐，复不能吐，始得之，手足寒，脉弦迟者，此胸中实，不可下也，当吐之。若膈上有寒饮，干呕者，不可吐也，当温之，宜四逆汤。

少阴病，下利，脉微涩，呕而汗出，必数更衣；反少者，当温其上灸之。

诗青译文

少阴病证脉细微，精神萎靡昏欲睡。

患者欲吐又未吐，情绪低落心里堵。五六日后腹泻渴，少阴病证此为属，人体津液正缺乏，自己饮水来救赎，若是小便色为白，少阴阳虚症状在。因为下焦是虚寒，不能化气制水来。

寸关尺脉皆沉紧，本应无汗脉紧寒，若是反而有汗出，阳气外亡迹明显，此为少阴亡阳证，咽痛腹泻呕连连。

若是人患少阴病，咳嗽腹泻谵语加，火疗方法若误用，少阴之汗被强发，人体津液受浩劫，小便必定涩难下。

少阴脉象沉细数，里病不宜发汗出。

若是人患少阴病，脉象时有又时无，正是阳气大虚时，发汗疗法要止步。

阳虚尺部弱涩脉，阴虚泻下亦不该。少阴病若脉象紧，七八日后腹泻见，脉象忽紧转微弱，手足反而变温暖，此为阳复阴又去，疾病将除迹象现。虽有心烦兼腹泻，自行恢复是必然。

少阴疾病又腹泻，腹泻自己能停止，手足转暖在此时，虽见畏寒蜷曲卧，此种疾病亦可治。

若是怕冷而蜷卧，自觉心胸时烦热，时时欲去减衣被，阳气来复渐增多，此病可治不多说。

少阴感受外风邪，寸部脉微尺脉浮，此为风邪势已去，阳气渐渐在恢复，疾病将愈该庆祝。

少阴疾病何时除，二十三时至晨五。

少阴疾病泻又吐，本应畏寒手足冷，手足未冷反发热，阳气尚在不死证。脉搏一时若不至，急灸人体少阴经，七支艾炷把阳通。

若是人患少阴病，时间已过八九日，全身手足皆发热，正是热在膀胱时，小便下血不出奇。

若是人患少阴病，仅见无汗肢厥冷，如果强行来发汗，伤经动血血出行，何处流血难预测，或是鼻腔或眼睛，常说下厥与上竭，皆为难治要知情。

若是人患少阴病，身体恶寒又怕冷，身体蜷卧又下利，手足逆冷难治证。

若是人患少阴病，神昏躁扰不安宁，呕吐腹泻为死证。

若是人患少阴病，虽然下利已停止，此刻眩晕在头部，死证自冒且时时。

若是人患少阴病，四肢冰冷又恶寒，患者身体又蜷卧，脉搏未至心不烦，手足躁扰不安宁，属于死候记心间。

若是人患少阴病，病程延至六七天，若遇呼多而吸少，还有呼吸为表浅，亦属死候莫须谈。

若是人患少阴病，脉搏为微又细沉，总欲睡眠有汗出，精神萎靡不振奋，心中不烦欲呕吐，五六天后腹泻勤，并且烦躁难安卧，属于死候要留心。

若是人患少阴病，疾病初始才发行，既有发热又脉沉，少阴阳虚在其中，又兼太阳之表证，麻黄辛附有承担。

若是人患少阴病，疾病已有两三天，既有表证又发热，少阴阳虚证期间，麻黄附子甘草汤，温阳解表使微汗。因为病才两三日，吐利里证尚未见。

若是人患少阴病，两三日后或时长，难眠心情又烦躁，宜用黄连阿胶汤。

若是人患少阴病，疾病已有两三天，口中不苦无燥渴，患者怕冷背部间，少阴经穴艾灸用，附子汤来要承担。

若是人患少阴病，关节身体皆疼痛，手足觉冷沉脉象，附子汤来当其用。

若是人患少阴病，下利滑脱有血脓，桃花汤来病无踪。

若患少阴虚寒证，两三四五疾病行，小便不畅痛在腹，腹泻滑脱不尽兴，桃花汤治便血脓。

若患少阴虚寒证，腹泻呕吐频剧中，手足发凉人烦躁，心中难受亦兼行，吴茱萸汤此时用。

若是人患少阴病，腹泻咽喉且疼痛，心烦胸部又闷满，猪肤汤来才能行。

若是人患少阴病，两三日时咽喉痛，甘草作汤可为用；服后若是不见好，桔梗汤来再治疗。

若是人患少阴病，咽喉正受创伤中，发生破溃不可语，并且说话难出声，苦酒汤来才能行。

若是人患少阴病，咽喉疼痛伴人行，半夏散汤在途中。

若患少阴虚寒证，腹泻主治有白通。

若是人患少阴病，腹泻脉微亦白通。药后腹泻若不止，无脉冰冷在四肢，心烦不安又干呕，阴盛格阳为所致，猪胆汁汤白通医。药后脉搏突然出，孤阳外脱阴液枯，预后不良君莫哭；药后脉搏渐恢复，阴液未竭阳渐好，预后为良君莫笑。

若是人患少阴病，两三日来仍不良，四五日后腹疼痛，此时小便亦不畅，腹泻四肢沉重痛，肾阳虚弱水溢行。患者咳嗽亦可见，小便通畅腹泻重，呕吐真武君要明。

若是人患少阴病，腹泻完谷而不化，脉弱若无手足冷，身上反却冷不怕，面部发红痛在腹，咽喉疼痛泻过度，此时难摸人脉搏，内有真寒外假热，阴盛格阳为此症，通脉四逆不多说。

若是人患少阴病，咳嗽心悸四肢冷，小便不畅痛在腹，腹泻下利兼后重，皆因肝郁成气滞，四逆散来定能行。

若是人患少阴病，腹泻已有六七天，咳嗽呕吐又口渴，小便不畅心躁烦，睡眠亦会不觉好，阴虚水热相结伴，猪苓汤来听召唤。

若是人患少阴病，此时才有两三天，口中燥热咽喉干。治疗应当急而下，大承气汤来承担。

若是人患少阴病，腹泻稀水色黑青，脘腹疼痛又干口，应当立刻向下攻，大承气汤运筹中。

若是人患少阴病，六七日后腹胀满，大便不通亦常在，大承气汤岂等闲。

若是少阴虚寒证，脉沉急用温法疗，四逆汤来效果好。

若是人患少阴病，饮食过后欲呕吐，心中蕴结人难适，欲吐却又吐不出，初病即见四肢冷，脉象弦迟亦可见，此为痰实胸中阻，下攻方法莫须谈，涌吐方法效明显。肾阳虚弱难气化，寒饮停聚膈上面，此时可致人干呕，涌吐方法记心间，治疗应当用温法，四逆为汤来相伴。

若是人患少阴病，脉象微涩腹泻中，呕吐出汗并肩行，频欲大便量不多，温上灸法莫啰嗦。

伤 寒 论

辨厥阴病脉证并治第十二

原 文

厥阴之为病，消渴，气上撞心，心中疼热，饥而不欲食，食则吐蛔。下之利不止。

厥阴中风，脉微浮，为欲愈；不浮，为未愈。

厥阴病，欲解时，从丑至卯上。

厥阴病，渴欲饮水者，少少与之，愈。

诸四逆厥者，不可下之，虚家亦然。

伤寒先厥，后发热而利者，必自止，见厥复利。

伤寒始发热六日，厥反九日而利。凡厥利者，当不能食，今反能食者，恐为除中。食以索饼，不发热者，知胃气尚在，必愈，恐暴热来出而复去也。后日脉之，其热续在者，期之旦日夜半愈。所以然者，本发热六日，厥反九日，复发热三日，并前六日，亦为九日，与厥相应，故期之旦日夜半愈。后三日脉之，而脉数，其热不罢者，此为热气有余，必发痈脓也。

伤寒脉迟六七日，而反与黄芩汤彻其热。脉迟为寒，今与黄芩汤，复除其热，腹中应冷，当不能食；今反能食，此名除中，必死。

伤寒先厥后发热，下利必自止，而反汗出，咽中痛者，其喉为痹。发热无汗，而利必自止，若不止，必便脓血，便脓血者，其喉不痹。

伤寒一二日至四五日，厥者，必发热，前热者，后必厥；厥深者，热亦深；厥微者，热亦微。厥应下之，而反发汗者，必口伤烂赤。

伤寒病，厥五日，热亦五日，设六日当复厥，不厥者，自愈。厥终不过五日，以热五日，故知自愈。

凡厥者，阴阳气不相顺接，便为厥。厥者，手足逆冷者是也。

伤寒脉微而厥，至七八日肤冷，其人躁，无暂安时者，此为脏厥，非蛔厥也。蛔厥者，其人当吐蛔。令病者静，而复时烦者，此为脏寒，蛔上入其膈，故烦，须臾复止，得食而呕，又烦者，蛔闻食臭出，其人常自吐蛔。蛔厥者，乌梅丸主之。又主久利。

乌梅三百枚，细辛六两，干姜十两，黄连十六两，当归四两，附子六两（炮，去皮），蜀椒四两（出汗），桂枝六两（去皮），人参六两，黄柏六两。

上十味，异捣筛，合治之，以苦酒渍乌梅一宿，去核，蒸之五斗米下，饭熟捣成泥，和药令相得，内臼中，与蜜杵二千下，丸如梧桐子大，先食饮服十丸，日三服，稍加至二十丸。禁生冷、滑物、臭食等。

伤寒热少厥微，指头寒，嘿嘿不欲食，烦躁，数日小便利，色白者，此热除也，欲得食，其病为愈；若厥而呕，胸胁烦满者，其后必便血。

病者手足厥冷，言我不结胸，小腹满，按之痛者，此冷结在膀胱关元也。

伤寒发热四日，厥反三日，复热四日，厥少热多者，其病当愈。四日至七日，热不除者，必便脓血。

伤寒厥四日，热反三日，复厥五日，其病为进，寒多热少，阳气退，故为进也。

伤寒六七日，脉微，手足厥冷，烦躁，灸厥阴，厥不还者，死。

伤寒发热，下利，厥逆，躁不得卧者，死。

伤寒发热，下利至甚，厥不止者，死。

伤寒六七日，不利，便发热而利，其人汗出不止者，死。有阴无阳故也。

伤寒五六日，不结胸，腹濡，脉虚，复厥者，不可下，此亡血，下之死。

发热而厥，七日下利者，为难治。

伤寒脉促，手足厥逆，可灸之。

伤寒脉滑而厥者，里有热，白虎汤主之。

手足厥寒，脉细欲绝者，当归四逆汤主之。

当归三两，桂枝三两（去皮），芍药三两，细辛三两，甘草二两（炙），通草二两，大枣二十五枚。

上七味，以水八升，煮取三升，去滓，温服一升，日三服。

若其人内有久寒者，宜当归四逆加吴茱萸生姜汤。

大汗出，热不去，内拘急，四肢疼，又下，利厥逆而恶寒者，四逆汤主之。

大汗，若大下利而厥冷者，四逆汤主之。

病人手足厥冷，脉乍紧者，邪结在胸中。心下满而烦，饥不能食者，病在胸中，当须吐之，宜瓜蒂散。

伤寒厥而心下悸，宜先治水，当服茯苓甘草汤，却治其厥；不尔，水渍入胃，必作利也。

伤寒六七日，大下后，寸脉沉而迟，手足厥逆，下部脉不至，咽喉不利，唾脓血，泄利不止者，为难治。麻黄升麻汤主之。

麻黄二两半（去节），升麻一两一分，当归一两一分，知母十八铢，黄芩十八铢，萎蕤十八铢（一作菖蒲），芍药六铢，天门冬六铢（去心），桂枝六铢（去皮），茯苓六铢，甘草六铢（炙），石膏六铢（碎，绵裹），白术六铢，干姜六铢。

上十四味，以水一斗，先煮麻黄一两沸，去上沫，内诸药，煮取三升，去滓，分温三服，相去如炊三斗米顷，令尽，汗出愈。

伤寒四五日，腹中痛，若转气下趋少腹者，此欲自利也。

伤寒本自寒下，医复吐下之，寒格更逆吐下；若食入口即吐，干姜黄芩黄连人参汤主之。

干姜、黄芩、黄连、人参各三两。

上四味，以水六升，煮取二升，去滓，分温再服。

下利，有微热而渴，脉弱者，今自愈。

下利，脉数，有微热汗出，今自愈。设复紧，为未解。

下利，手足厥冷，无脉者，灸之不温，若脉不还，反微喘者，死。少阴负趺阳者，为顺也。

下利，寸脉反浮数，尺中自涩者，必清脓血。

下利清谷，不可攻表，汗出必胀满。

下利，脉沉弦者，下重也；脉大者，为未止；脉微弱数者，为欲自止，虽发热，不死。

下利，脉沉而迟，其人面少赤，身有微热，下利清谷者，必郁冒汗出而解，病人必微厥。所以然者，其面戴阳，下虚故也。

下利，脉数而渴者，今自愈。设不差，必清脓血，以有热故也。

下利后脉绝，手足厥冷，晬时脉还，手足温者生，脉不还者死。

下利清谷，里寒外热，汗出而厥者，通脉四逆汤主之。

热利下重者，白头翁汤主之。

白头翁二两，黄柏三两，黄连三两，秦皮三两。

上四味，以水七升，煮取二升，去滓，温服一升；不愈，更服一升。

下利腹胀满，身体疼痛者，先温其里，乃攻其表。温里宜四逆汤，攻表宜桂枝汤。

下利欲饮水者，以有热故也，白头翁汤主之。

下利谵语者，有燥屎也，宜小承气汤。

下利后更烦，按之心下濡者，为虚烦也，宜栀子豉汤。

呕家有痈脓者，不可治呕，脓尽自愈。

呕而脉弱，小便复利，身有微热，见厥者难治。四逆汤主之。

干呕，吐涎沫，头痛者，吴茱萸汤主之。

呕而发热者，小柴胡汤主之。

伤寒大吐大下之，极虚，复极汗者，以其人外气怫郁，复与之水，以发其汗，因得哕。所以然者，胃中寒冷故也。

伤寒哕而腹满，视其前后，知何部不利，利之则愈。

诗青译文

厥阴上热下寒证，主要证候有特征，此时口渴能饮水，气逆上冲在心胸，胃脘疼痛与灼热，不欲进食腹饥中，若是进食将呕吐，或有蛔虫可吐出。若是误用攻下药，腹泻就会难止住。

若是厥阴中风病，脉见微浮好征兆；若是脉浮不可见，说明疾病未转好。

厥阴病患欲解时，夜半以后天欲晓。

厥阴病患渴欲饮，少量给予要明了。

四逆厥者不可下，诸虚亦禁被攻伐。

伤寒四肢先厥冷，后再发热利自止。若是四肢又厥冷，寒从内生又下利。

伤寒始热为六日，肢厥九日而下利。凡是厥利食不能，恐为除中反能食，食以索饼来试探，食后安然未发热，胃气来复有食欲，必能痊愈不多说，若是食后忽暴热，真阳尽露要记得，如同回光来返照，阳气随即向外脱，此时热必复又去，除中死证人难活。三日之后再诊脉，若是有热能持续，期望夜半能痊愈。此间又是何道理，今病发热第六日，肢厥反是第九日，正是阳微阴盛时，厥后三日又复热，并前六日亦九日，热厥时间相同等，阴阳平衡愈可知。若是经过三日后，依然发热脉象数，阳热偏胜阴必伤，阳气恢复太突出，被热所灼之营血，必生痈脓要记住。

若问厥阴何时去，夜间两点晨六出。伤寒脉迟六七日，黄芩反将热来除。本属寒证为迟脉，黄芩汤来除其热。腹中寒冷会更甚，人难饮食要记得，现在反而能饮食，除中预后不好说。

四肢厥冷又腹泻，阳复阴退转发热，腹泻自停准没错。发热反见有汗出，咽喉红痛阳复多，喉痹变证热上迫。发热无汗泻不止，阳复太过下迫热，不发喉痹下脓血。

伤寒一二四五日，若是四肢有厥冷，厥冷前必曾发热。其后四肢必厥冷，厥冷程度若严重，郁伏热邪亦严重，厥冷程度若轻微，郁伏热邪亦轻微。厥逆是因热郁里，泻下方法正适宜，若是误用发汗法，口舌生疮必不少，红肿烂糜亦来到。

伤寒厥冷有五日，发热亦是有五天，若是达到第六日，四肢厥冷应重现，四肢厥冷若未见，自行痊愈可期盼。

因为厥冷共五日，发热亦是有五天，阴阳平衡为趋向，疾病痊愈人安全。

阴阳交接不顺利，厥证疾病将会来。手足逆冷要明白。

外感脉微肢厥冷，七八日后肤若冰，人觉不安又躁扰，难得片刻时安静，内脏阳气极虚致，脏厥并非蛔厥证。蛔厥发时腹痛烦，患者安静烦腹痛，此为有寒在肠里，蛔虫不安胆道冲，不久烦痛缓解中。进食呕吐腹痛烦，蛔虫闻味扰上边。呕虫现象亦常见。主治可用乌梅丸，久泻亦用乌梅丸。

外感邪热郁若轻，四肢厥冷亦不重，患者发凉仅手指，神情沉默不欲食，烦躁不安此时。数日小便得通畅，颜色为清又明亮，此为里热解除样，患者欲食胃气和，其病将愈乐呵呵。若是热邪渐加重，四肢慢慢变厥冷，呕吐胁满闷烦躁，便血病证会发生。

若是手足为厥冷，自说胸部无痞痛，只是小腹觉胀满，用手按时有痛感，寒结下焦记心田。

外感发热第四日，四肢厥冷只三天，人体发热时间长，四肢厥冷时间短，疾病应该能痊愈。若是四至第七日，发热仍然未消退，阳复太过伤血络，下利脓血先知会。

伤寒厥冷有四日，发热只是有三天，五日又见人厥冷，病情发展正向前。因为寒多而热少，阳气衰退在逃跑。

外感病至六七日，脉微厥冷躁不休，厥阴经穴应急灸。灸后厥冷不转温，疾病难治死期临。

伤寒发热兼腹泻，亦有手足和厥冷，又见躁扰不安卧，亦是死候要知情。

若是外感发热病，腹泻亦是极严重，四肢厥冷不恢复，阳气脱绝为死证。

伤寒病有六七日，本来未见腹泻时，忽然发热又腹泻，死证汗出而不止，因为阴邪为独盛，有阴无阳终阳气。

外感病有五六日，结胸症状未曾现，腹柔脉象亦软虚，四肢厥冷血虚显，攻下方法不可用，否则血伤死亡见。

发热而厥至七日，反而下利病难治。

若是人患外感病，脉促四肢又厥冷，温灸方法可来用。

若是人患伤寒病，脉象滑利又厥冷，此时因为里有热，白虎汤来才能行。

若是手足两厥寒，脉细欲绝之病人，当归四逆记在心。

患者体内久有寒，当归四逆萸姜现。

发热不退汗淋漓，四肢疼痛腹拘急，怕冷厥冷而腹泻，阴盛阳亡用四逆。

腹泻严重大汗出，手足厥冷四逆王。患者手足已厥冷，忽然又为紧脉象，实邪郁结胸中致，应有不适胸脘胀，人虽饥饿食难进，瓜蒂散来涌吐忙。

若是人患伤寒病，厥冷心下又悸动，因有水饮在作祟。先治水饮方向明，当服茯苓与甘草，再治其厥随后行。否则水饮肠内渗，腹泻必然会发生。

外感病患六七日，峻下寸脉沉而迟，手足厥冷尺不现，咽喉疼痛难咽时，唾吐脓血泻不止，麻黄升麻病难治。

外感病患四五日，疼痛就在腹中间，腹气下行趋小腹，腹泻征兆已出现。

若是人患伤寒病，本因虚寒腹泻中，若是误用吐下法，中焦虚寒更甚行，反而格热在上面，所以吐泻更严重。若是饮食入口吐，姜芩连参来做主。虚寒腹泻微发热，脉象为弱且口渴，邪气已衰阳气复，预示疾病将祛除。

若是腹泻脉象数，轻微发热并出汗，疾病很快能痊愈；脉紧是病未除完。

腹泻手足又厥冷，脉搏未见有跳动，回阳复脉急灸行。灸后手足仍是冷，脉搏跳动仍未见，反而微微有喘息，此为死证很明显。太溪跌阳仍搏动，跌阳大于太溪脉，说明胃气尚旺盛，顺证为良可期待。

腹泻反见寸浮数，尺脉独涩便血来。

腹泻完谷难以化，体弱阴盛又阳衰，此时即使有表证，发汗解表亦不能，若是误用发汗法，腹部胀满为变证。

若是腹泻沉弦脉，感觉后重在体间；若是此时脉象大，腹泻发展会向前；若是脉象微弱数，腹泻将愈渐康复，即使此时犹发热，亦无危险心畅舒。

腹泻完谷难以化，脉象沉迟如家归，患者微潮红在面，体表发热是轻微，阳虚阴盛在下焦，虚阳为浮向上行，若是四肢厥冷微，阳虚不甚与阴争，眩晕汗出而病解，此种现象定发生。

腹泻脉数人口渴，自然痊愈患者多，若是偶尔有不愈，大便脓血成蹉跎，里有热邪要记得。

腹泻频频在加重，时见无脉手足冷，昼夜之后脉搏出，手足转温阳恢复，尚存生机患莫哭；昼夜之后仍无脉，生还希望已不在。

若是伤寒腹泻时，一日能有十多次，脉搏有力反为实，将死证候患莫期。

腹泻完谷难以化，发热汗出两相加，四肢厥冷属何证，里外真寒热是假，通脉四逆来当家。

里急后重白头翁，热证腹泻效堪夸。

腹泻若是因虚寒，身痛腹部又胀满，病在表里要知晓，应先温里后解表。四逆汤药温里好，桂枝汤药解表妙。

患者已患腹泻证，若见口渴欲饮水，因为内里有热在，白头翁汤相伴随。

腹泻谵语同时见，腹部坚硬痛连连，肠中燥屎被阻滞，小承气汤赶紧煎。

腹泻之后心更烦，胃脘部位按柔软，此时定是虚烦证，栀子豉汤渡难关。

患者宿有呕与吐，内里痛脓怎消除，不应见呕而止呕，应是排脓又解毒，脓尽痊愈当如初。

呕吐又见脉象弱，小便反见清利多，身上轻微来发热，又见手足为厥冷，此为难治之病症，四逆汤来正当用。

干呕头痛吐涎沫，肝寒犯胃要记得，若见浊阴向上逆，吴茱萸汤来做客。

呕吐又见人发热，小柴胡汤别啰嗦。

伤寒大吐大下后，正气大伤身体差，原本不应再发汗，病情医生未细察，发汗方法再度用，中阳大伤又复加，误治正气虚到家。表气被郁面色赤，好像表证相类似。误为表证而不解，水疗之法复发汗，此时阳又从汗泄。几次错误阳极虚，气逆不降胃虚寒，故生呕逆要知全。

伤寒哕逆腹胀满，应察患者大小便，前后两方皆重要，只要因势而利导，痊愈时刻将来到。

伤 寒 论

辨霍乱病脉证并治第十三

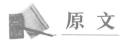

原 文

问曰：病有霍乱者何？答曰：呕吐而利，此名霍乱。

问曰：病发热头痛，身疼恶寒吐利者，此属何病？答曰：此名霍乱。霍乱自吐下，又利止，复更发热也。

伤寒，其脉微涩者，本是霍乱，今是伤寒，却四五日至阴经上，转入阴必利，本呕下利者，不可治也。欲似大便，而反矢气，仍不利者，此属阳明也，便必鞭，十三日愈。所以然者，经尽故也。下利后，当便鞭，鞭则能食者愈；今反不能食，到后经中，颇能食，复过一经能食，过之一日，当愈。不愈者，不属阳明也。

恶寒，脉微，而复利，利止，亡血也，四逆加人参汤主之。

霍乱，头痛发热，身疼痛，热多欲饮水者，五苓散主之；寒多不用水者，理中丸主之。

理中丸方（下有作汤加减法）：

人参、干姜、甘草（炙）、白术各三两。

上四味，捣筛，蜜和为丸，如鸡黄许大，以沸汤数合，和一丸，研碎，温服之，日三四，夜二服。腹中未热，益至三四丸，然不及汤。汤法，以四物，依两数切，用水八升，煮取三升，去滓，温服一升，日三服。若脐上筑者，肾气动也，去术加桂四两。吐多者，去术，加生姜三两。下多者，还用术。悸者，加茯苓二两。渴欲得水者，加术，足前成四两半。腹中痛者，加人参，足前成四两半。寒者，加干姜，足前成四两半。腹满者，去术，加附子一枚。服汤后如食顷，饮热粥一升许，微自温，勿发揭衣被。

吐利止，而身痛不休者，当消息和解其外，宜桂枝汤小和之。

吐利汗出，发热恶寒，四技拘急，手足厥冷者，四逆汤主之。

既吐且利，小便复利而大汗出，下利清谷，内寒外热，脉微欲绝者，四逆汤主之。

吐已下断，汗出而厥，四肢拘急不解，脉微欲绝者，通脉四逆加猪胆汤主之。

吐利发汗，脉平小烦者，以新虚，不胜谷气故也。

诗青译文

问:

请问霍乱是什么?

答:

呕吐腹泻并发作,病来急骤势道猛,顷刻体乱被挥霍。

问:

有时发热和头痛,恶寒吐泻身又疼,请问这是何疾病?

答:

此是霍乱称其名。霍乱吐泻为主症,若是吐泻停止后,发热再次伴人行。伤寒病脉为微涩,霍乱病证已患过,现在患病是伤寒,四五日后邪入里,若是阴经再转入,出现症状是泻利。霍乱本来就呕泻,又见泻利在此刻,不可治疗要记得。若是患者欲大便,反而见到有矢气,此时欲利不能下,正是转入阳明时,此刻大便必定硬,痊愈当在十三日。此间原因是为何,经尽之故要知悉。下利以后便当硬,能食应该能痊愈。若是反而不能食,过段时间食可以,只要经过此病程,又进饮食再隔日,疾病正是当愈时,若是患者未康复,不属阳明要牢记。

恶寒脉微又下利,若是利止血伤亡,四逆再加人参汤。

头痛发热兼吐泻,身痛表里病相叠,表热较甚欲饮水,五苓散剂紧相随;中焦寒湿若偏盛,患者不欲来饮水,理中丸剂要准备。

呕吐腹泻皆停止,身体疼痛犹未了,此为表里仍未解,解表方法效果好,解肌祛风桂枝汤,微微和解邪逃跑。

呕吐腹泻又出汗,患者发热且恶寒,四肢拘挛兼抽搐,手足厥冷又同见,四逆汤药来承担。

呕吐腹泻交作时,小便通畅汗淋漓,泻物完谷而不化,体表发热脉弱极,真寒假热阴格阳,回阳四逆是唯一。

汗出厥冷吐下止,四肢拘挛不解急,此时脉微欲断绝,通脉四逆加猪汁。

呕吐腹泻又出汗,脉搏平和人微烦,病后新虚脾胃弱,食物不化是为缘,饮食节制可平安。

辨阴阳易差后劳复病脉证并治
第十四

原文

伤寒阴易之为病，其人身体重，少气，少腹里急，或引阴中拘挛，热上冲胸，头重不欲举，眼中生花，膝胫拘急者，烧裈散主之。

妇人中裈近隐处，取烧作灰。

上一味，水服方寸匕，日三服，小便即利，阴头微肿，此为愈矣。妇人病，取男子裈烧服。

大病差后劳复者，枳实栀子汤主之。

枳实三枚（炙），栀子十四个（擘），豉一升（绵裹）。

上三味，以清浆水七升，空煮取四升，内枳实、栀子，煮取二升，下豉，更煮五六沸，去滓，温分再服，覆令微似汗。若有宿食者，内大黄如博棋子大五六枚，服之愈。

伤寒差已后，更发热，小柴胡汤主之。脉浮者，以汗解之，脉沉实者，以下解之。

大病差后，从腰以下有水气者，牡蛎泽泻散主之。

牡蛎（熬）、泽泻、蜀漆（暖水洗，去腥）、葶苈子（熬）、商陆根（熬）、海藻（洗，去咸）、栝楼根各等分。

上七味，异捣，下筛为散，更入臼中治之，白饮和服方寸匕，日三服。小便利，止后服。

大病差后，喜唾，久不了了，胸上有寒，当以丸药温之，宜理中丸。

伤寒解后，虚羸少气，气逆欲吐，竹叶石膏汤主之。

竹叶二把，石膏一斤，半夏半升（洗），麦门冬一升（去心），人参二两，甘草二两（炙），粳米半斤。

上七味，以水一斗，煮取六升，去滓，内粳米，煮米熟，汤成，去米，温服一升，日三服。

病人脉已解，而日暮微烦，以病新差，人强与谷，脾胃气尚弱，不能消谷，故令微烦，损谷则愈。

诗青译文

伤寒男女交媾后，阴阳易病身体重，气少不足以为息，小腹挛急有

118

疼痛，眼花头重不欲举，牵引阴热向上胸，小腿肚膝拘痉挛，烧裈散来正适用。

伤寒大病初愈后，劳累过度复出良，发热心烦胀脘腹，主治枳实栀子汤。

若是兼有宿食者，大黄如棋五六个。

伤寒病愈又发热，少阳脉证又相兼，小柴胡汤岂能闲；若是又有脉象浮，发汗解表祛邪出；脉若沉实且有力，攻下方法除里实。

大病愈后腰以下，若有水气怎么办，自有牡蛎泽泻散。

大病愈后吐唾沫，难以控制靠自我，长期迁延而不愈，此为脾虚津不摄，寒饮停聚胸膈处，理中丸药温补多。

若是伤寒病解后，身体虚弱人消瘦，气息不足逆欲吐，竹叶石膏来伺候。

病脉已解和平脉，傍晚时分人轻快，此为疾病初痊愈，脾胃虚弱要明白，脾胃能力较为差，勉强进食难消化。此时饮食要减少，尽快痊愈早回家。

伤 寒 论

辨不可发汗病脉证并治第十五

原 文

夫以为疾病至急，仓卒寻按，要者难得，故重集诸可与不可方治，比之三阴三阳篇中，此易见也。又时有不止是三阴三阳，出在诸可与不可中也。

脉濡而弱，弱反在关，濡反在巅，微反在上，涩反在下。微则阳气不足，涩则无血。阳气反微，中风汗出，而反躁烦，涩则无血，厥而且寒，阳微发汗，躁不得眠。

动气在右，不可发汗，发汗则衄而渴，心苦烦，饮即吐水。

动气在左，不可发汗，发汗则头眩，汗不止，筋惕肉瞤。

动气在上，不可发汗，发汗则气上冲，正在心端。

动气在下，不可发汗，发汗则无汗，心中大烦，骨节苦疼，目运恶寒，食则反吐，谷不得前。

咽中闭塞，不可发汗，发汗则吐血，气微绝，手足厥冷，欲得蜷卧，不能自温。

诸脉得数，动微弱者，不可发汗，发汗则大便难，腹中干，胃躁而烦，其形相象，根本异源。

脉濡而弱，弱反在关，濡反在巅；弦反在上，微反在下。弦为阳运，微为阴寒。上实下虚，意欲得温。微弦为虚，不可发汗，发汗则寒栗，不能自还。

咳者则剧，数吐涎沫，咽中必干，小便不利，心中饥烦，晬时而发，其形似疟，有寒无热，虚而寒栗，咳而发汗，蜷而苦满，腹中复坚。

厥，脉紧，不可发汗，发汗则声乱，咽嘶舌萎，声不得前。

诸逆发汗，病微者难差；剧者言乱，目眩者死，命将难全。

咳而小便利，若失小便者，不可发汗，汗出则四肢厥逆冷。

伤寒头痛，翕翕发热，形象中风，常微汗出。自呕者，下之益烦，心中懊㤅如饥；发汗则致痓，身强，难以伸屈；熏之则发黄，不得小便；灸则发咳唾。

诗青译文 🌿

　　疾病发展速度快，病情亦是很紧急，要想短短时间内，寻求要领可不易，重新收集可不可，其中方法与原则，内容就有数篇多。三阴三阳来比较，使人容易来查找。三阴三阳篇所无，可与不可当中补。

　　脉濡而弱弱反关，濡脉反而在于颠；微脉反而在于上，涩脉反而在下边。微是阳气有不足，涩是阴血两虚亏。阴亏阳气又虚弱，中风多汗易跟随，形寒怕冷躁不安，四肢厥冷来相伴。阳虚发汗会亡阳，烦躁不得安心眠。

　　动气在右属里虚，莫来发汗要记住。若是误用发汗法，血溢为衄鼻腔出；亡津心烦苦胃燥，肺气受伤饮即吐。

　　脐左有气筑然动，肝虚发汗可不行，误汗肯定会晕眩，筋肉跳动汗难停。

　　动气脐上不可汗，误汗心端气上冲。

　　脐下有气筑然动，肾虚发汗亦不能，误汗肯定会汗闭，心情烦躁骨节痛，进食即吐又怕冷。

　　咽部闭塞不可汗，误汗吐血会连绵，手足厥冷欲绝气，喜卧难以有温暖。

　　凡见动数微弱脉，不可发汗记心怀，误汗会有肠胃燥，大便难解心烦焦。虽似阳明腑实证，病源本质却不同。

　　脉濡而弱弱反关，脉微而弱濡反颠，弦反在上微反下，弦为阳运微阴寒，上实下虚欲温得，微弦为虚不可汗，若是误用发汗法，寒栗不能复温暖。

　　咳嗽剧烈涎沫频，小便不畅咽干真，腹中感觉有饥饿，心情烦躁不安乐，昼夜一发似疟疾，畏寒寒战不发热，肺虚寒饮内停多。若把咳嗽当表寒，寻求方法来发汗，患者身体会蜷曲，腹中坚硬胸闷满。

　　手足已厥为紧脉，不可发汗要明白。误汗语言声音乱，咽喉嘶哑时常来，舌体萎软为微弱，难发声音有无奈。

　　各种四肢厥冷证，发汗方法不可用，若是误用发汗法，病变轻者难治愈，病变重者会加重，神昏语乱又目眩，生命难以来保全。

　　咳嗽再加小便多，或有小便禁缺失，发汗方法亦不可。误发肢厥记心里。

　　伤寒头痛翕翕热，好似太阳中风证，微汗常出人自呕，桂枝汤来即可行，若是误用攻下法，懊憹如饥心烦频，若是误用发汗法，筋脉失养痉病临，身强难以来屈伸。若是误用熏蒸法，小便难解津液伤，营血受灼色为黄，若是误用针灸法，火邪内入肺气损，发为咳唾记在心。

伤寒论

辨可发汗病脉证并治第十六

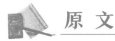 **原 文**

大法，春夏宜发汗。

凡发汗，欲令手足俱周，时出以漐漐然，一时间许益佳，不可令如水流离。若病不解，当重发汗，汗多者必亡阳，阳虚不得重发汗也。

凡服汤发汗，中病便止，不必尽剂也。

凡云可发汗，无汤者，丸散亦可用，要以汗出为解，然不如汤随证良验。

夫病脉浮大，问病者，言但便鞕耳。设利者，为大逆。鞕为实，汗出而解。何以故？脉浮当以汗解。

下利后，身疼痛，清便自调者，急当救表，宜桂枝汤发汗。

诗青译文

治疗原则是大法，春夏应来把汗发。

微汗持续且连连，通达手足俱周全，时常大概一时间。莫要汗出如流水，汗出不彻病未解，再次发汗紧相随，汗出太多阳气亡，阳虚勿汗记心房。

若服汤药来发汗，汗出病愈要停止，无须一剂皆服完。

若无汤剂来发汗，亦可使用散与丸，若有汗出病可解，不如汤剂随加减。

若见患者脉浮大，大便硬结无其他。若再使用泻下法，错误严重又复加，大便硬实脉浮表，表里皆病要知晓，采用发汗解表法，汗出邪散病自好。

下利清谷不息止，身有疼痛急救里。后痛清便自调者，急当救表正其时。四逆汤用来救里，桂枝汤来救表宜。

125

伤寒论

辨发汗后病脉证并治第十七

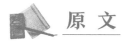 ## 原　文

发汗多，亡阳谵语者，不可下，与柴胡桂枝汤，和其荣卫，以通津液，后自愈。

诗青译文

若是发汗已太过，阳气外亡谵语者，不可使用攻下法，柴胡桂枝来调和，和解少阳调营卫，经气畅通邪散退，津液能达愈相随。

伤 寒 论

辨不可吐第十八

合四证，已具太阳篇中，在此不做说明。

伤 寒 论

辨可吐第十九

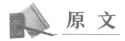 ## 原 文

大法，春宜吐。

凡用吐，汤中病即止，不必尽剂也。

病胸上诸实，胸中郁郁而痛，不能食，欲使人按之，而反有涎唾，下利日十余行，其脉反迟，寸口脉微滑，此可吐之，吐之，利则止。

宿食在上管者，当吐之。

病手足逆冷，脉乍结，以客气在胸中；心下满而烦，欲食不能食者，病在胸中，当吐之。

诗青译文

治疗原则是大法，春季应当用吐法。

大凡汤药若涌吐，有效药止不全服。胸有郁闷与疼痛，欲求他人按胸部，按后反而出痰涎，一日十次来泻腹，寸口微滑迟脉象，实邪塞胸要涌吐，吐后实邪被除去，腹泻自然会止住。

宿食滞留胃上端，涌吐方法拿来用。

脉象乍结手足冷，实邪壅塞在于胸。胸脘满闷与烦躁，欲食不进吐法行。

伤 寒 论

辨不可下病脉证并治第二十

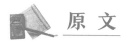

原 文

脉濡而弱，弱反在关，濡反在巅，微反在上，涩反在下。微则阳气不足，涩则无血。阳气反微，中风、汗出，而反躁烦；涩则无血，厥而且寒。阳微则不可下，下之则心下痞鞭。

动气在右，不可下。下之则津液内竭，咽燥鼻干、头眩心悸也。

动气在左，不可下。下之则腹内拘急，食不下，动气更剧。虽有身热，卧则欲蜷。

动气在上，不可下。下之则掌握热烦，身上浮冷，热汗自泄，欲得水自灌。

动气在下，不可下。下之则腹胀满，卒起头眩，食则下清谷，心下痞也。

咽中闭塞，不可下。下之则上轻下重，水浆不下，卧则欲蜷，身急痛，下利日数十行。

诸外实者，不可下。下之则发微热。亡脉厥者，当齐握热。

诸虚者，不可下。下之则大渴，求水者易愈；恶水者剧。

脉濡而弱，弱反在关，濡反在巅，弦反在上，微反在下。弦为阳运，微为阴寒。上实下虚，意欲得温。微弦为虚，虚者不可下也。微则为咳，咳则吐涎，下之则咳止，而利因不休，利不休，则胸中如虫啮，粥入则出，小便不利，两胁拘急，喘息为难，颈背相引，臂则不仁。极寒反汗出，身冷若冰，眼睛不慧，语言不休，而谷气多入，此为除中，口虽欲言，舌不得前。

脉濡而弱，弱反在关，濡反在巅，浮反在上，数反在下。浮为阳虚，数为无血，浮为虚，数生热。浮为虚，自汗出而恶寒；数为痛，振而寒栗。微弱在关，胸下为急，喘汗而不得呼吸，呼吸之中，痛在于胁，振寒相抟，形如疟状，医反下之，故令脉数发热，狂走见鬼，心下为痞，小便淋漓，少腹甚鞭，小便则尿血也。

脉濡而紧，濡则卫气微，紧则荣中寒。阳微卫中风，发热而恶寒；荣紧胃气冷，微呕心内烦。医谓有大热，解肌而发汗。亡阳虚烦躁，心下苦痞坚。表里俱虚竭，卒起而头眩。客热在皮肤，怅怏不得眠。不知胃气冷，紧寒在关元。技巧无所施，汲水灌其身。客热应时罢，栗栗而振寒。

重被而复之，汗出而冒巅。体惕而又振，小便为微难。寒气因水发，清谷不容间。呕变反肠出，颠倒不得安。手足为微逆，身冷而内烦。迟欲从后救，安可复追还。

脉浮而大，浮为气实，大为血虚。血虚为无阴，孤阳独下阴部者，小便当赤而难，胞中当虚，今反小便利，而大汗出，法应卫家当微，今反更实，津液四射，荣竭血尽，干烦而不得眠，血薄肉消，而成暴液。医复以毒药攻其胃，此为重虚，客阳去有期，必下如污泥而死。

脉数者，久数不止，止则邪结，正气不能复，正气却结于脏，故邪气浮之，与皮毛相得。脉数者，不可下，下之则必烦，利不止。

伤寒呕多，虽有阳明证，不可攻之。

太阳病，外证未解，不可下，下之为逆。

夫病阳多者热，下之则鞕。

无阳阴强，大便鞕者，下之必清谷腹满。

伤寒发热，头痛，微汗出，发汗则不识人；熏之则喘，不得小便，心腹满；下之则短气，小便难，头痛背强；加温针则衄。

伤寒，脉阴阳俱紧，恶寒发热，则脉欲厥。厥者，脉初来大，渐渐小，更来渐大，是其候也。如此者恶寒，甚者翕翕汗出，喉中痛；若热多者，目赤脉多，睛不慧。医复发之，咽中则伤；若复下之，则两目闭，寒多者便清谷，热多者便脓血；若熏之，则身发黄；若熨之，则咽燥。若小便利者，可救之；小便难者，为危殆。

伤寒发热，口中勃勃气出，头痛，目黄，衄不可制，贪水者必呕，恶水者厥。若下之，咽中生疮，假令手足温者，必下重便脓血。头痛目黄者，若下之，则目闭。贪水者，若下之，脉必厥，其声嘤，咽喉塞；若发汗，则战栗，阴阳俱虚。恶水者，若下之，则里冷不嗜食，大便完谷出；若发汗，则口中伤，舌上白胎，烦躁，脉数实，不大便，六七日后，必便血；若发汗，则小便自利也。

下利，脉大者，虚也，以强下之故也。设脉浮革，固尔肠鸣者，属当归四逆汤。

诗青译文

脉濡而弱弱反关，濡脉反而在于巅；微脉反而在上面，涩脉反而在下边。微为阳气有不足，涩为阴血两亏虚。阳气不足人多汗，亦有中风和心烦；阴血不足现形寒，四肢厥冷亦常见。阳虚不用攻下法，心下痞结又胀硬。

脐右气动筑筑然，肝气虚弱为表现，此时莫用攻下法，否则津液枯竭完，咽喉鼻中皆干燥，心慌头目又晕眩。

脐左有气筑然动，肝气为虚莫下攻。误用腹痛又拘挛，不食更加动筑然，此时身体虽发热，蜷曲而卧才舒坦。

脐上动气不下攻。误用掌心烦热中，热汗外泄身发凉，欲用冷水浇头顶。

脐下有气筑然动，肾气为虚不下攻。误用肾阳会更虚，阴寒更甚亦可能，腰胀骤起头昏花，饮食此时难消化，心下痞塞又泻下。

咽中闭寒不可下。误用上轻下面重，此时水浆不能降，卧则欲蜷身急痛，下利十天才止停。

诸外实者不可下。误用则会微热发，若是亡脉厥之人，当脐握热效果佳。

凡属虚证不可下。误用大渴求水愈；误用大渴厌水剧。

脉濡而弱弱反关，濡脉反而在于巅；弦脉反而在上面，微脉反而在下边弦为阳运微阴寒。上实下虚欲得温。此时微弦脉为虚，虚者莫下要留心。微则为咳咳吐涎，若下则会咳停止，利因不休利不休，胸中则会如虫啮，若是粥入则会出，小便不利两胁急，颈背相引臂不仁，患者难以来喘息，极寒反而会出汗，患者身体冷如冰，眼睛不慧语不休，谷气多入为除中，口虽欲语舌不前。

脉濡而弱弱反关，还有濡脉反在巅。关脉濡弱寸脉微，尺脉反见涩不归。寸脉浮为阳气虚，尺脉数为血气虚。寸脉是为阳气虚，尺脉是为血气虚。关脉浮濡与沉弱，寸脉反浮尺脉数。寸脉浮为阳气虚，故有恶寒自汗出；尺脉数为血虚热，身痛震颤寒栗多。微弱脉见于关部，胸部以下觉急迫，气喘汗出呼吸难，呼吸之时胁部痛，疟疾发作是振寒。下法若是被误用，脉数发热狂跑中，心下痞硬如见鬼，小便不爽少腹硬，小便有血随出行。

何为脉象濡而紧，濡是卫气有虚弱，紧是营中受寒多。阳气不足卫中风，所以发热又怕冷；胃中虚冷营受寒，所以呕吐又心烦。证属阳虚兼表证，治当扶阳与解表。医生却为表热甚，解肌方法来治疗，汗出亡阳人躁烦，痞胀硬结在胃脘；表里皆虚骤起晕，自觉肌表发热甚，苦闷不眠记在心。医生不知胃虚寒，下焦甚寒亦明显，不循辨证规律治，反用冷水来浇灌，体表之热虽立退，却引寒栗又震颤，睡觉须盖大棉被。结果导致又出汗，身体震颤头目眩。冷水浇灌里甚寒，腹泻不止会出现，腹泻完谷不能化，脱肛呕吐与相连，手足亦有微厥冷，患者起卧两不安，身冷心中很烦躁。治疗稍迟不堪言。

再说脉浮而且大，浮而有力属气实，大而中空为血虚。气为阳来血为阴。血虚是因亡阴中。阴虚阳热会亢盛，若是胞中为虚空，阳热下乘人阴部，小便黄赤短涩行。小便顺利大汗出，阳气衰微要记住；因为阳热为盛实，汗出之时小便利，大量津液向外泄，荣血受到煎熬时，形羸肉消很明显，口干心烦人难眠，阳亢阴虚记心间。若再误用攻下药，下后阴竭阳亦脱，下如污泥死亡多。

若是患者脉象数，多见阳实热盛证。若是久数未能止，止则邪结君要明。病久而现歇息象，此为促脉要思量。应是邪热向深入，正气邪热相搏忙。邪热结滞在内里，外应于表记心上，若是病情能持久，促数脉象不退场。促数脉象多热证，阳明腑实与不同，治疗之时莫下攻。若是误用攻下法，邪热内陷伤中气，心烦下利难停止。

伤寒呕多阳明证，攻下方法亦不用。

病若在表用下法，表邪内陷人病危，名为大逆要知会。

病阳若多是为热，下之则硬要知情。

阳阴不强大便硬，清谷腹满若下攻。

发热头痛微汗出。汗出发昏不识人；误用火熏来逼汗，火热内入津液损，难来小便要留心；热迫肺部则为喘；壅塞腹部则为满。若是误用攻下法，小便难解气亦短，头痛背强亦明显；若是误用温针法，热逼阳络必衄血。

伤寒阴阳脉俱紧，恶寒发热脉欲厥。脉象初起来时大，渐小慢慢又变大，名为厥脉要详察。病属太阳之表证，故有恶寒翕翕汗，因为阳热向上行，喉咙疼痛亦常见。太阳脉起目内眦，赤脉多见在目中。精气难来注于目，目不聪慧自然明。若是误用辛温法，阴液受伤咽喉痛；若是误用攻下法，病邪内陷闭眼睛。误下情况归两种：寒多患者便清谷，热多患者便血脓。若是误用火法熏，两阳相灼身发黄；若是误用火法熨，咽喉干燥阴液伤。若是病候较严重，必以津液定存亡。若是小便能顺利，津液未涸尚可治，若是小便不顺利，津液已竭病危时。

外感疾患者发热，口中而出热勃勃，眼睛发黄兼头痛，衄血不止流成河，若是此时欲饮水，呕吐一定会跟随，若是此时不饮水，手足厥冷来相会。若是误用攻下法，咽喉生疮皮溃烂，若是手足有温暖，泻下脓血会出现，里急后重症明显。患者目黄头又痛，若是攻下被误用，双目紧闭懒得睁。患者口渴欲饮水，若是攻下被误用，脉厥患者难说话，咽喉闭塞又疼痛，若是汗法被误用，阴阳皆虚寒战中。患者不欲来饮水，若是攻下被误用，阴寒内感生此时，大便不化食难成；若是发汗被误用，烦躁不安口疮生，舌生白苔成变证。若是脉象为数实，不解大便六七日，热郁于内要知晓，以后亦有便血时；若是再用发汗法，小便就会有自遗。

下利脉浮大中空，虚象误下证候明。若是脉象是浮革，并且时闻肠鸣声，人体血虚又里寒，当归四逆治疗行。

伤 寒 论

辨可下病脉证并治第二十一

原 文

大法，秋宜下。

凡可下药，用汤胜丸散，中病即止，不必尽剂也。

下利，三部脉皆平，按之心下鞕者，急下之，宜大承气汤。

下利，脉迟而滑者，内实也。利未欲止，当下之，宜大承气汤。

问曰：人病有宿食，何以别之？师曰：寸口脉浮而大，按之反涩，尺中亦微而涩，故知有宿食，当下之，宜大承气汤。

下利，不欲食者，以有宿食故也，当下之，宜大承气汤。

下利差，至其年月日时复发者，以病不尽故也，当下之，宜大承气汤。

病腹中满痛者，此为实也，当下之，宜大承气、大柴胡汤。

下利，脉反滑，当有所去，下乃愈，宜大承气汤。

伤寒后脉沉，沉者，内实也，下解之，宜大柴胡汤。

脉双弦而迟者，必心下鞕；脉大而紧者，阳中有阴也，可下之，宜大承气汤。

诗青译文

治疗原则为大法，秋季适宜攻下法。

有病宜用攻下药，汤比丸散更速效。若是大便能畅通，不服全剂药当停。

下利实热虚寒分，若因虚寒而下利，此时脉象是微弱，证为厥冷要牢记；三部脉象皆平脉，气血充沛现象来。若按心下且为硬，燥实内结在阳明，虽然此时见下利，热结旁流相类同，相异里虚有寒证。证为阳热而亢盛，阴液走泄已分清，此时应施攻下法，大承气汤适宜用。

若是下利脉又迟，因为脉迟是为寒，当属虚寒下利时。今见下利迟滑脉，滑为谷气余内实，迟为气机而不畅，滞塞之象来显示。邪实在腑为内实，热迫于下为下利，热结旁流类相宜。若是内实不能去，此时下利未停止，应当施用攻下法，大承气汤正合适。

问：

患者若是有宿食，如何区别请说明？

师：

寸口脉浮而且大，按之反涩要记清，尺脉亦微又为涩，故知宿食在其中，此时应施攻下法，大承气汤来可行。

腹泻不食因宿食，下法宜用大承气。

腹泻愈后次年发，病邪未尽应攻下，大承气汤用时佳。

病腹胀满有疼痛，里有实邪阻滞行，应当施用攻下法，承气柴胡两汤能。

腹泻反见脉为滑，宿食停滞内作家，攻下宿食可痊愈，大承气汤用时佳。

伤寒病瘥脉沉力，内有实邪为标志，此时下法可以解，大柴胡汤服之宜。

左右弦迟要分明，寒饮内停为象征，心下硬结多痞胀。脉象大紧要知情，邪实阳盛用大承。

辨发汗吐下后病脉证并治
第二十二

此第十卷，第二十二篇，凡四十八证，前三阴三阳篇中，悉具载之。在此不做说明。

金匮要略

脏腑经络先后病脉证第一

原文

问曰：上工治未病，何也？师曰：夫治未病者，见肝之病，知肝传脾，当先实脾。四季脾王不受邪，即勿补之。中工不晓相传，见肝之病，不解实脾，惟治肝也。

夫肝之病，补用酸，助用焦苦，益用甘味之药调之。酸入肝，焦苦入心，甘入脾。脾能伤肾，肾气微弱，则水不行；水不行，则心火气盛，则伤肺；肺被伤，则金气不行；金气不行，则肝气盛，则肝自愈。此治肝补脾之要妙也。肝虚则用此法，实则不再用之。

经曰：虚虚实实，补不足，损有余，是其义也。余脏准此。

夫人禀五常，因风气而生长，风气虽能生万物，亦能害万物。如水能浮舟，亦能覆舟。若五脏元真通畅，人即安和，客气邪风，中人多死。千般疢难，不越三条：一者，经络受邪，入脏腑，为内所因也；二者，四肢九窍，血脉相传，壅塞不通，为外皮肤所中也；三者，房室、金刃、虫兽所伤，以此详之，病由都尽。

若人能养慎，不令邪风干忤经络，适中经络，未流传脏腑，即医治之；四肢才觉重滞，即导引、吐纳、针灸、膏摩，勿令九窍闭塞。更能无犯王法、禽兽灾伤；房室勿令竭乏，服食节其冷、热、苦、酸、辛、甘，不遗形体有衰，病则无由入其腠理。腠者，是三焦通会元真之处，为血气所注；理者，是皮肤脏腑之文理也。

问曰：病人有气色见于面部，愿闻其说。师曰：鼻头色青，腹中痛，苦冷者死。鼻头色微黑者，有水气；色黄者，胸上有寒；色白者，亡血也。设微赤，非时者死。其目正圆者，痓，不治。又色青为痛，色黑为劳，色赤为风，色黄者便难，色鲜明者有留饮。

师曰：病人语声寂然，喜惊呼者，骨节间病；语声喑喑然不彻者，心膈间病；语声啾啾然细而长者，头中病。

师曰：息摇肩者，心中坚；息引胸中上气者，咳；息张口短气者，肺痿唾沫。

师曰：吸而微数，其病在中焦，实也，当下之即愈，虚者不治。在上焦者，其吸促；在下焦者，其吸远，此皆难治。呼吸动摇振振者，不治。

师曰：寸口脉动者，因其王时而动。假令肝王色青，四时各随其色。

肝色青而反色白，非其时色脉，皆当病。

问曰：有未至而至，有至而不至，有至而不去，有至而太过，何谓也？师曰：冬至之后，甲子夜半少阳起，少阴之时阳始生，天得温和。以未得甲子，天因温和，此为未至而至也；以得甲子，而天未温和，为至而不至也；以得甲子，而天大寒不解，此为至而不去也；以得甲子，而天温如盛夏五六月时，此为至而太过也。

师曰：病人脉浮者在前，其病在表；浮者在后，其病在里。腰痛背强不能行，必短气而极也。

问曰：经云"厥阳独行"，何谓也？师曰：此为有阳无阴，故称厥阳。

问曰：寸脉沉大而滑，沉则为实，滑则为气，实气相搏，血气入脏即死，入腑即愈，此为卒厥。何谓也？师曰：唇口青，身冷，为入脏即死；如身和，汗自出，为入腑即愈。

问曰：脉脱入脏即死，入腑即愈，何谓也？师曰：非为一病，百病皆然。譬如浸淫疮，从口起流向四肢者，可治；从四肢流来入口者，不可治。病在外者，可治，入里者，即死。

问曰：阳病十八，何谓也？师曰：头痛，项、腰、脊、臂、脚掣痛。阴病十八，何谓也？师曰：咳、上气、喘、哕、咽、肠鸣、胀满、心痛、拘急。五脏病各有十八，合为九十病；人又有六微，微有十八病，合为一百八病。五劳、七伤、六极、妇人三十六病，不在其中。

清邪居上，浊邪居下，大邪中表，小邪中里，槃饪之邪，从口入者，宿食也。五邪中人，各有法度，风中于前，寒中于暮，湿伤于下，雾伤于上，风令脉浮，寒令脉急，雾伤皮腠，湿流关节，食伤脾胃，极寒伤经，极热伤络。

问曰：病有急当救里、救表者，何谓也？师曰：病，医下之，续得下利清谷不止，身体疼痛者，急当救里，后身体疼痛，清便自调者，急当救表也。

夫病痼疾，加以卒病，当先治其卒病，后乃治其痼疾也。

师曰：五脏病各有得者愈，五脏病各有所恶，各随其所不喜者为病。病者素不应食，而反暴思之，必发热也。

夫诸病在脏欲攻之，当随其所得而攻之，如渴者，与猪苓汤。余皆仿此。

诗青译文 🌿

问：

何为上工治未病，还要请你来说明？

老师回答道：

治疗未病之意义，高明医者常来用，若是预见肝有病，应知肝会影响脾，需要时时来提醒。但是一年四季中，如果脾气正旺盛，脾脏难受肝邪扰，此时补脾不可行。普通医生不了解，肝脾相传之道理，见到肝部有疾病，不知补脾何意义，只是一味把肝治，效果总是难如意。

若是治疗肝虚病，酸味药物正适宜，同时再加焦苦药，未病之心得扶持，甘味药物再调脾。酸味药物入于肝，焦苦药物入于心，甘味药物入于脾。脾气旺盛可制肾，此时肾会受保护；肾中阴寒之水气，不会亢盛危害人，心火旺盛可维持，心火旺盛把肺制；若是肺气受压迫，肝气逐渐会旺盛，所以肝病先补脾。此为补脾治肝病，重要方法之一种。只是适宜肝虚病，肝实病证不可用。

正如医经曾经说：虚证若是用泻药，虚证愈虚怎能行，实证若是用补药，实证必定更严重，若是虚病用补法，若是实病用泻法，虚为不足补不足，实为有余泻有余，此间道理要记清。其余脏腑之治法，按此类推理自明。

人们活在自然中，五行常理要尊重，气候息息总关情。自然既能助万物，伤害万物亦可能，行舟覆舟在水中。元真两气若通畅，身体不易生疾病，异常风邪来伤害，严重可致人性命。疾病种类虽然多，归纳起来三大种：第一经络若受邪，传到脏腑疾病生；第二四肢与九窍，血脉互相传变中，阻塞易患皮肤病；第三房事用过度，创伤虫兽咬伤病。三个方面来归纳，一切疾病已分明。

若是好好养正气，风邪难把经络犯，身体健康患病难，若是偶尔受风邪，邪气尚未向里入，及时医治人安全；初觉四肢不舒服，可用导引吐纳法，针灸膏摩用时佳，待到九窍已闭塞，再行治疗效果差。国家法律莫违反，虫兽灾害要避免；房事不可用过度，以免精气被耗完，起居饮食知冷暖，五味调理应恰当，人才不会有衰象，久之病邪侵不易，肌表腠理皆无恙。腠是皮肤之毛窍，气血津液来汇聚，理在身体何部位，皮肤脏器有纹处。

问：

常闻患者何气色，面部定会有反应，其中缘由请说说。

老师回答道：

鼻头若是色为青，必有疼痛在腹中，若是此时还怕冷，不慎死亡亦可能。鼻头若是色微黑，内有水气要知情；面部色黄常说明，胸中或是有寒饮；面色苍白失血中。假设面色赤如妆，时证不符多死亡。眼睛再来谈一谈，痉病僵直不灵转，此时治疗有困难。下面还要察其色，疼痛青色来主管，劳损黑色来主管，风热红色来主管，便秘黄色来主管，面色鲜明发亮人，体内有病称为饮。

老师说：

患者平日很安静，有时突来惊叫声，定是关节有疾病；声音微弱不清晰，心膈有病莫相疑；声音尖细而且长，定会头痛有病疾。

老师说：

患者若是呼吸时，肩部时时来摇晃，胸中实邪阻滞忙；患者若是呼吸时，胸气上冲咳嗽病；张口呼吸若气短，肺痿口吐痰沫病。

老师说：

吸气短浅与急促，中焦阻滞有实证，攻下方法正当用，同病同样之方法，体虚患者用不行。吸气急促上焦病，深长困难下焦病，难治病症要分明。若是呼吸全身摇，此病更加难治疗。

老师说：

寸口脉处有搏动，五脏旺季随不同。肝旺季节为青色，其他亦然五脏中。春季正值肝气旺，颜面应是色青青，若是反而见白色，有病迹象要知情。

问：

有时未至而又至，有时至而又不至，有时至而又不去，有时至而又太过，还要请你来解释？

老师回答道：

冬至后一甲子日，夜半少阳为起始，此时阳气初初长，气候渐暖有规律。若是未到甲子日，气候早已变温暖，未至而至此为是；若是已到甲子日，气候不见变温暖，至而不至此为是；若是已到甲子日，气候仍旧很寒冷，至而不去此为是；若是已到甲子日，炎热却像五六月，至而太过此为是。

147

老师说：

关前寸部脉浮见，说明疾病在表间；关后尺部脉浮见，说明疾病在里边，身体腰酸背亦痛，行动不灵气又短。

问：

厥阳独行再谈谈？

老师回答道：

此时无阴却有阳，阳气独上故厥阳。

问：

寸口脉象沉大滑，沉为血实滑气实，血实气实相搏结，血气入脏即为死，入腑治愈很容易，卒厥怎样来解释？

老师回答道：

口唇呈现颜色青，若是身体又厥冷，入脏片刻人将终；全身温和若有汗，入腑治愈就不难。

问：

请问为何脉脱病，邪气入脏人即亡，邪气入腑人可生？

老师回答道：

此病不仅限脉脱，类似疾病有很多。比如浸淫疮之病，从口蔓延到四肢，治疗起来就容易；四肢蔓延至口部，治疗起来成难题。病在外部易治疗，病陷入里治不易。

问：

阴阳疾病十八种，各为何指说来听？

老师回答道：

先说阳病十八种：项腰脊臂和头痛，脚掣病痛亦有名。再说阴病十八种：上气咳喘哕肠鸣，胀满拘急心咽痛。脏病各有十八种，合起病为九十种；腑病各有十八种，合为一百零八种。不含五劳和七伤，还有六极为病名，三十六种妇女病。

清邪即是晨雾露，多伤人体在上部；浊邪即是水湿邪，多伤人体在下部。大邪风邪多伤表，小邪寒邪多伤里，若是饮食不注意，食积为病入口去。风寒湿雾与饮食，五邪伤人有规律，风邪伤人背俞穴，寒邪伤人是募穴，湿邪易伤人下部，雾邪易伤人上部，风邪脉象是为浮，寒邪脉象是为紧，雾邪腠理皮受伤，湿邪关节易入侵，饮食失节伤脾胃，寒气盛时经受伤，热气盛时络受罪。

问：

有时疾病先救里，为何有时先治表？

老师回答道：

若是疾病在外表，医生误用攻下法，腹泻顽固而不化，腹泻里证需速治，疼痛表证后再医。药后两便若正常，表证再用表法医。

若是患者有痼疾，后来又得新疾病，新病先治莫迟疑，旧病后治要知情。

老师说：

五脏疾病各有宜，五脏疾病各有恶，疾病常来随不喜，能得所适之疾病，痊愈向好很容易，否则病重要知悉。平时见食不欢喜，若是突然有食欲，身体发热不为奇。

疾病若是在内脏，治疗因病来救施，水停内里口渴症，猪苓汤来才可以。其余类推照此理。

金匮要略

痉湿暍病脉证第二

原 文

太阳病，发热无汗，反恶寒者，名曰刚痉。

太阳病，发热汗出，而不恶寒，名曰柔痉。

太阳病，发热，脉沉细者，名曰痉，为难治。

太阳病，发汗太多，因致痉。

夫风病下之则痉，复发汗，必拘急。

疮家，虽身疼痛，不可发汗，汗出则痉。

病者，身热足寒，颈项强急，恶寒，时头热，面赤目赤，独头动摇，卒口噤，背反张者，痉病也。若发其汗者，寒湿相得，其表益虚，即恶寒甚，发其汗已，其脉如蛇。暴腹胀大者，为欲解，脉如故，反伏弦者，痉。

夫痉脉，按之紧如弦，直上下行。

痉病有灸疮，难治。

太阳病，其证备，身体强几几然，脉反沉迟，此为痉。栝楼桂枝汤主之。

栝楼桂枝汤方：

栝楼根二两，桂枝三两，芍药三两，甘草二两，生姜三两，大枣十二枚。

上六味，以水九升，煮取三升，分温三服，取微汗。汗不出，食顷，啜热粥发。

太阳病，无汗而小便反少，气上冲胸，口噤不得语，欲作刚痉，葛根汤主之。

葛根汤方：

葛根四两，麻黄三两（去节），桂二两（去皮），芍药二两，甘草二两（炙），生姜三两，大枣十二枚。

上七味，㕮咀，以水一斗，先煮麻黄、葛根，减二升，去沫，内诸药，煮取三升，去滓，温服一升，覆取微似汗，不须啜粥。余如桂枝汤法将息及禁忌。

痉为病，胸满口噤，卧不着席，脚挛急，必齘齿，可与大承气汤。

大承气汤方：

大黄四两（酒洗），厚朴半斤（炙，去皮），枳实五枚（炙），芒硝三合。

上四味，以水一斗，先煮二物，取五升；去滓，内大黄，煮取二升；去滓，内芒硝，更上火微一二沸，分温再服，得下止服。

太阳病，关节疼痛而烦，脉沉而细者，此名湿痹。湿痹之候，小便不利，大便反快，但当利其小便。

湿家之为病，一身尽疼，发热，身色如熏黄也。

湿家，其人但头汗出，背强，欲得被覆向火。若下之早则哕，或胸满，小便不利，舌上如胎者，以丹田有热，胸上有寒，渴欲得饮而不能饮，则口燥烦也。

湿家，下之，额上汗出，微喘，小便利者死；若下利不止者亦死。

风湿相搏，一身尽疼痛，法当汗出而解，值天阴雨不止，医云：此可发汗。汗之病不愈者，何也？盖发其汗，汗大出者，但风气去，湿气在，是故不愈也。若治风湿者，发其汗，但微微似欲出汗者，风湿俱去也。

湿家病，身疼发热，面黄而喘，头痛鼻塞而烦，其脉大，自能饮食，腹中和无病，病在头中寒湿，故鼻塞，内药鼻中则愈。

湿家，身烦疼，可与麻黄加术汤发其汗为宜，慎不可以火攻之。

麻黄加术汤方：

麻黄二两（去节），桂枝二两（去皮），甘草一两（炙），杏仁七十个（去皮尖），白术四两。

上五味，以水九升，先煮麻黄，减二升，去上沫，内诸药，煮取二升半，去滓，温取八合，覆取微似汗。

病者一身尽疼，发热，日晡所剧者，名风湿。此病伤于汗出当风，或久伤取冷所致也，可与麻黄杏仁薏苡甘草汤。

麻黄杏仁薏苡甘草汤方：

麻黄半两（去节，汤泡），甘草一两（炙），薏苡仁半两，杏仁十个（去皮尖，炒）。

上剉麻豆大，每服四钱匕，水盏半，煮八分，去滓，温服，有微汗，避风。

风湿脉浮，身重汗出恶风者，防己黄芪汤主之。

防己黄芪汤方：

防己一两，甘草半两（炒），白术七钱半，黄芪一两一分（去芦）。

152

上剉麻豆大，每抄五钱匕，生姜四片，大枣一枚，水盏半，煎八分，去滓，温服，良久再服。喘者，加麻黄半两；胃中不和者，加芍药三分；气上冲者，加桂枝三分；下有陈寒者，加细辛三分。服后当如虫行皮中，从腰下如冰，后坐被上，又以一被绕腰以下，温令微汗，差。

伤寒八九日，风湿相搏，身体疼烦，不能自转侧，不呕不渴，脉浮虚而涩者，桂枝附子汤主之；若大便坚，小便自利者，去桂加白术汤主之。

桂枝附子汤方：

桂枝四两（去皮），生姜三两（切），附子三枚（炮，去皮，破八片），甘草二两（炙），大枣十二枚（擘）。

上五味，以水六升，煮取二升，去滓，分温三服。

白术附子汤方：

白术二两，附子一枚半（炮，去皮），甘草一两（炙），生姜一两半（切），大枣六枚。

上五味，以水三升，煮取一升，去滓，分温三服。一服觉身痹，半日许再服，三服都尽，其人如冒状，勿怪，即是术附并走皮中逐水气，未得除故耳。

风湿相搏，骨节疼烦，掣痛不得屈伸，近之则痛剧，汗出短气，小便不利，恶风不欲去衣，或身微肿者，甘草附子汤主之。

甘草附子汤方：

甘草二两（炙），白术二两，附子二枚（炮，去皮），桂枝四两（去皮）。

上四味，以水六升，煮取三升，去滓，温服一升，日三服，初服得微汗则解，能食，汗出复烦者，服五合。恐一升多者，服六七合为妙。

太阳中暍，发热恶寒，身重而疼痛，其脉弦细芤迟。小便已，洒洒然毛耸，手足逆冷，小有劳，身即热，口开前板齿燥，若发其汗，则其恶寒甚；加温针，则发热甚；数下之，则淋甚。

太阳中热者，暍是也。汗出恶寒，身热而渴，白虎加人参汤主之。

白虎人参汤方：

知母六两，石膏一斤（碎），甘草二两，粳米六合，人参三两。

上五味，以水一斗，煮米熟汤成，去滓，温服一升，日三服。

太阳中暍，身热疼重，而脉微弱，此以夏月伤冷水，水行皮中所致也，一物瓜蒂汤主之。

一物瓜蒂汤方：

瓜蒂二十个。

上剉，以水一升，煮取五合，去滓，顿服。

诗青译文

发热无汗太阳病，若反恶寒刚痉名。

发热汗出太阳病，若无恶寒柔痉名。

若是发热太阳病，脉沉而细痉为名，此病难治要记清。

太阳疾病多发汗，导致痉病常发生。

外感风邪之病证，理应不能下法攻，误用攻下阴津耗，痉病时时会发生，若是再用发汗法，筋脉拘急津伤重。

若是久患疮疡病，或被金刃创伤中，尽管身痛为表证，单独汗法亦不用，出汗更会伤津液，即可传变为痉病。

脚部发冷身发热，颈项强直转不灵，不喜寒冷伴头热，目色为赤面色红，头部摇动常未觉，牙关紧闭话不能，腰背强直属痉病。若是误用发汗法，汗湿外寒两抗衡，停在肌表滞留中，出汗卫表更虚弱，所以恶寒更严重，汗后脉象相应变，脉象沉伏又不利，屈曲如蛇脉象现。

患者突然腹部胀，预示病情向好转，若是脉象无变化，伏弦脉象更明显，病情未好如初见。

痉病脉象为何样，寸尺两脉是紧弦。

平时患有灸疮人，又患痉病再治难。

太阳病证若出现，身体强直挺明显，转侧俯仰不自如，痉病脉沉与迟缓，栝楼桂枝来承担。

发热恶寒太阳证，小便量少无汗中，牙关紧闭胸气上，不能言语等病症，刚痉征兆要发生，葛根汤来当其用。

痉病发作胸胀满，角弓反张闭牙关，脊背不能床面触，小腿肌肉痉其间，上下牙关用力咬，切齿声音亦闻到，大承气汤效果好。

太阳表证病患者，骨节疼痛若剧烈，脉沉而缓为湿痹。主症小便为不利，大便溏薄易排解，通利小便方法宜。

湿病患者浑身痛，面黄而暗人发热，面容犹如烟熏过。

湿病患者身发冷，唯有头部才出汗，脊背强直人不爽，盖被近火来取暖。若是早用攻下法，呃逆满闷在胸腔，小便难解不畅快，湿润白滑在舌上，似苔非苔下焦热，上焦有寒莫思量，人渴欲饮难下咽，口燥严重记心房。

湿病下法若误用，息微气喘额汗行，小便清长多次数，不易治疗要知情；或是大便泻不止，预后不良记心中。

风湿相互来对抗，汗法痊愈周身痛，适逢阴天连绵雨，医说发汗能治病。发汗之后病不愈，又是为何说来听？因为出汗已太过，风邪虽然向外泄，湿邪仍存要记得。风湿疾病用汗法，全身微润效果殊，似有似无人微汗，风湿两邪能消除。

湿病身体若有痛，发热脸色又发黄，鼻塞头痛与气喘，脉大饮食若正常，内脏无疾人优良，若是脾胃两调和，寒湿只来伤头部，鼻塞药物入鼻孔，稍后痊愈人舒服。

湿病身体若剧痛，麻黄加术来发汗，火攻方法不可用。

浑身疼痛若发热，每到下午三五时，疼痛加剧即风湿。汗出之时受风邪，或是着凉所引起，麻杏薏甘来医治。

风湿疾病若脉浮，身重恶风有汗出，防己黄芪来做主。

外感表证八九天，风湿抗衡战尤酣，身体剧痛不堪苦，不呕不渴转侧难，脉象浮虚又有涩，桂枝附子记心间；大便坚硬小便利，方加白术去桂枝。

风湿两邪相搏结，牵引骨节疼痛时，触碰患处痛加剧，屈伸困难便不利，小便不利又怕风，衣服不敢随减脱，肢体或有轻浮肿，甘草附子不多说。

若是发热与恶寒，身体沉重兼疼痛，脉沉而细空且迟，太阳中暑病为名。若是小便有寒粟，手足发冷毫毛起，稍微劳作身觉热，门牙干燥口喘气，若是误用发汗法，病情加重更恶寒；若是误用温针法，病情加重热更加；若是反复向下攻，小便短涩淋病痛。

太阳中热是暍病。恶寒汗出为症状，若是发热又口渴，自有白虎人参汤。

发热身痛又沉重，此时若是脉微弱，夏季贪凉为太过，常淋水浴多饮冷，水湿肌肤来侵入，瓜蒂作汤记心中。

百合狐惑阴阳毒病证治第三

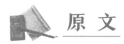

原　文

　　论曰：百合病者，百脉一宗，悉致其病也。意欲食复不能食，常默默，欲卧不能卧，欲行不能行，饮食或有美时，或有不用闻食臭时，如寒无寒，如热无热，口苦，小便赤，诸药不能治，得药则剧吐利，如有神灵者，身形如和，其脉微数。每溺时头痛者，六十日乃愈；若溺时头不痛，淅然者，四十日愈；若溺快然，但头眩者，二十日愈。其证或未病而预见，或病四五日而出，或病二十日，或一月微见者，各随证治之。

　　百合病，发汗后者，百合知母汤主之。

　　百合知母汤方：

　　百合七枚（擘），知母三两（切）。

　　上先以水洗百合，渍一宿，当白沫出，去其水，更以泉水二升，煎取一升，去滓；别以泉水二升煎知母，取一升，去滓，后合和，煎取一升五合，分温再服。

　　百合病，下之后者，滑石代赭汤主之。

　　滑石代赭汤方：

　　百合七枚（擘），滑石三两（碎，绵裹），代赭石一枚（如弹丸大，碎，绵裹）。

　　上先以水洗百合，渍一宿，当白沫出，去其水，更以泉水二升，煎取一升，去滓；别以泉水二升煎滑石、代赭，取一升，去滓，后合和重煎，取一升五合，分温服。

　　百合病，吐之后者，用后方主之。

　　百合鸡子汤方：

　　百合七枚（擘），鸡子黄一枚。

　　上先以水洗百合，渍一宿，当白沫出，去其水，更以泉水二升，煎取一升，去滓，内鸡子黄，搅匀，煎五分，温服。

　　百合病不经吐、下、发汗，病形如初者，百合地黄汤主之。

　　百合地黄汤方：

　　百合七枚（擘），生地黄汁一升。

　　上以水洗百合，渍一宿，当白沫出，去其水，更以泉水二升，煎取一升，去滓，内地黄汁，煎取一升五合，分温再服，中病勿更取，大便常如漆。

百合病一月不解，变成渴者，百合洗方主之。

百合洗方：

上以百合一升，以水一斗，渍之一宿，以洗身。洗已，食煮饼，勿以盐豉也。

百合病，渴不差者，栝楼牡蛎散主之。

栝楼牡蛎散方：

栝楼根、牡蛎（熬）等分。

上为细末，饮服方寸匕，日三服。

百合病变发热者，百合滑石散主之。

百合滑石散方：

百合一两（炙），滑石三两。

上为散，饮服方寸匕，日三服，当微利者，止服，热则除。

百合病见于阴者，以阳法救之；见于阳者，以阴法救之。见阳攻阴，复发其汗，此为逆；见阴攻阳，乃复下之，此亦为逆。

狐惑之为病，状如伤寒，默默欲眠，目不得闭，卧起不安，蚀于喉为惑，蚀于阴为狐，不欲饮食，恶闻食臭，其面目乍赤、乍黑、乍白，蚀于上部则声喝，甘草泻心汤主之。

甘草泻心汤方：

甘草四两，黄芩三两，人参三两，干姜三两，黄连一两，大枣十二枚，半夏半斤。

上七味，水一斗，煮取六升，去滓，再煎，温服一升，日三服。

蚀于下部则咽干，苦参汤洗之。

苦参汤方：

苦参一升。以水一斗，煎取七升，去滓，熏洗，日三服。

蚀于肛者，雄黄熏之。

雄黄。

上一味，为末，筒瓦二枚合之，烧，向肛熏之。

《脉经》云：病人或从呼吸上蚀其咽，或从下焦蚀其肛阴，蚀上为惑，蚀下为狐。狐惑病者，猪苓散主之。

病者脉数，无热，微烦，默默但欲卧，汗出。初得之三四日，目赤如鸠眼；七八日，目四眦黑。若能食者，脓已成也，赤小豆当归散主之。

赤小豆当归散方：

赤小豆三升（浸，令芽出，曝干），当归三两。

上二味，杵为散，浆水服方寸匕，日三服。

阳毒之为病，面赤斑斑如锦文，咽喉痛，唾脓血。五日可治，七日不可治，升麻鳖甲汤主之。

阴毒之为病，面目青，身痛如被杖，咽喉痛。五日可治，七日不可治，升麻鳖甲汤去雄黄、蜀椒主之。

升麻鳖甲汤方：

升麻二两，当归一两，蜀椒一两（炒，去汗），甘草二两，雄黄半两（研），鳖甲手指大一片（炙）。

上六味，以水四升，煮取一升，顿服之，老小再服取汗。

诗青译文

人体血脉有百种，心肺为源要知情，肺病百脉疾病生。欲食却又难吃下，精神萎靡无语声，欲睡却又难入睡，欲走却又难走动，饮食时而有欲望，感受温馨味道香，饮食时而无欲望，好似寒证无寒象，好似热证无热象，小便色赤又口苦，汗下吐法难治愈，服药时见人吐泻，变幻无常症状出，神灵作祟有还无，外表症状不明显，此时脉象是微数。小便之时头亦痛，痊愈会在六十天；小便之时头无痛，只有怕风或寒栗，痊愈会在四十天；若是小便很畅快，唯觉头晕与目眩，痊愈会在二十天。百合发病时不同，有时伤寒热病前，有时表现四五天，有时表现二十天，有时月后才可见，辨证施治要预判。

误用汗法伤津重，百合知母法为先。

若是误用攻下法，滑石代赭来承担。

若是误用呕吐法，百合鸡子任在肩。

若是误用三方法，病状仍与病初同，百合地黄建其功。

百合病患一月后，若是患者未痊愈，此时患者口干渴，外治洗法用百合。

百合患者若口渴，内服外洗未痊愈，宜用栝楼牡蛎散。

时热时冷很明显，主治百合滑石散。

百合见到阴盛证，应用助阳法来治；若是见到阳盛证，应用滋阴法来治。见到阳盛反伐阴，复用汗法伤阴液，这种治法不正确；见到阴盛反攻阳，复用下法来治疗，疾病应该不会好。

再来说说狐惑病，症状类似是伤寒，沉默欲睡眼不闭，坐卧不宁局促间，名惑咽喉有溃烂，名狐二阴有溃烂，狐惑患者不思食，不愿来闻饮食气，面部眼睛色泽怪，忽红忽黑又忽白，咽喉溃烂音嘶哑，甘草泻心用时佳。

惑若前阴有溃烂，咽喉干燥之狐病，苦参汤洗才能行。

惑见肛门有溃烂，雄黄外熏可消除。

脉数但是无恶寒，发热表证记心间，患者心中有微烦，沉默欲睡而出汗。患者初病三四日，眼珠发红斑鸠眼；若是达到七八日，此时出现黑眼圈。患者此刻能饮食，热毒蕴结血分间，若是痈脓已形成，当用赤豆当归散。

阳毒表现在面部，华丽花纹赤色斑，咽痛唾出脓血咸。证在发病五日内，病情还算较轻浅，容易治疗心定闲，若是超过第七日，病情加重治困难，升麻鳖甲来承担。

阴毒表现面发青，身痛难忍咽喉痛。五日之内较易治，超过七日病加重，应用升麻鳖甲汤，去掉蜀椒雄黄行。

疟病脉证并治第四

原文

师曰：疟脉自弦，弦数者多热，弦迟者多寒。弦小紧者下之差，弦迟者可温之，弦紧者可发汗、针灸也，浮大者可吐之，弦数者风发也，以饮食消息止之。

病疟，以月一日发，当以十五日愈；设不差，当月尽解；如其不差，当云何？师曰：此结为癥瘕，名曰疟母，急治之，宜鳖甲煎丸。

鳖甲煎丸方：

鳖甲十二分（炙），乌扇三分（烧），黄芩三分，柴胡六分，鼠妇三分（熬），干姜三分，大黄三分，芍药五分，桂枝三分，葶苈一分（熬），石韦三分（去毛），厚朴三分，牡丹五分（去心），瞿麦二分，紫葳三分，半夏一分，人参一分，䗪虫五分（熬），阿胶三分（炙），蜂窠四分（炙），赤消十二分，蜣螂六分（熬），桃仁二分。

上二十三味，为末，取灶下灰一斗，清酒一斛五斗，浸灰，候酒尽一半，着鳖甲于中，煮令泛烂如胶漆，绞取汁，内诸药，煎为丸，如梧子大，空心服七丸，日三服。

《千金方》用鳖甲十二片，又有海藻三分，大戟一分，䗪虫五分，无鼠妇、赤消二味，以鳖甲煎和诸药为丸。

师曰：阴气孤绝，阳气独发，则热而少气烦冤，手足热而欲呕，名曰瘅疟。若但热不寒者，邪气内藏于心，外舍分肉之间，令人消铄脱肉。

温疟者，其脉如平，身无寒但热，骨节疼烦，时呕，白虎加桂枝汤主之。

白虎加桂枝汤方：

知母六两，甘草二两（炙），石膏一斤，粳米二合，桂三两（去皮）。

上剉，每五钱，水一盏半，煎至八分，去滓，温服，汗出愈。

疟多寒者，名曰牡疟，蜀漆散主之。

蜀漆散方：

蜀漆（洗去腥）、云母（烧二日夜）、龙骨等分。

上三味，杵为散，未发前，以浆水服半钱。温疟加蜀漆半分，临发时，服一钱匕。一方云母作云实。

【附《外台秘要》方】

牡蛎汤：治牡疟。

牡蛎四两（熬），麻黄四两（去节），甘草二两，蜀漆三两。

上四味，以水八升，先煮蜀漆、麻黄，去上沫，得六升，内诸药，煮取二升，温眼一升。若吐，则勿更服。

柴胡去半夏加栝楼汤：治疟病发渴者，亦治劳疟。

柴胡八两，人参三两，黄芩三两，甘草三两，栝楼根四两，生姜二两，大枣十二枚。

上七味，以水一斗二升，煮取六升，去滓，再煎取三升，温服一升，日二服。

柴胡姜桂汤：治疟寒多微有热，或但寒不热。服一剂如神。

柴胡半斤，桂枝三两（去皮），干姜二两，黄芩三两，栝楼根四两，牡蛎三两（熬），甘草二两（炙）。

上七味，以水一斗二升，煮取六升，去滓，再煎取三升，温服一升，日三服。初服微烦，复服汗出，便愈。

诗青译文

老师说：

疟病多见是弦脉，若是弦脉又兼数，此病为热要记住；若是弦脉而兼迟，此病为寒要记住。脉弦小紧用下法；脉弦而迟用温法；脉弦而紧用汗法，或是针灸治疗法；脉大可用涌吐法；脉弦而数多热盛，饮食调理控制行。

阴历初一若发病，疗后半月能痊愈；半月治疗未痊愈，一月之时能痊愈；若是月后仍未愈，此为何病请明晰？

老师回答道：

由于病久正已衰，疟邪痰瘀胁下来，已经形成为癥块，疟母为名记心怀，抓紧时间来治疗，鳖甲煎丸要明白。

老师说：

平时阴虚阳盛人，容易患疟阴愈亏，阳热偏盛同一类，高热短气烦不适，手足发热时欲呕，名为瘅疟记心头。高热恶寒不明显，邪热内伏在心间，外部常留在肌肉，肌肉易损时长久。

温疟患者看脉象，常人平脉无异样，浑身发热恶寒轻，疼痛剧烈关节中，人难轻松时呕吐，白虎桂枝主治行。

若是疟病来发作，寒多热少牡疟名，蜀漆散来在途中。

金匮要略

中风历节病脉证并治第五

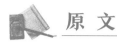

原文

夫风之为病，当半身不遂，或但臂不遂者，此为痹。脉微而数，中风使然。

寸口脉浮而紧，紧则为寒，浮则为虚，寒虚相搏，邪在皮肤；浮者血虚，络脉空虚，贼邪不泻，或左或右，邪气反缓，正气即急，正气引邪，㖞僻不遂。邪在于络，肌肤不仁；邪在于经，即重不胜；邪入于腑，即不识人；邪入于脏，舌即难言，口吐涎。

侯氏黑散：治大风，四肢烦重，心中恶寒不足者。

菊花四十分，白术十分，细辛三分，茯苓三分，牡蛎三分，桔梗八分，防风十分，人参三分，矾石三分，黄芩五分，当归三分，干姜三分，芎䓖三分，桂枝三分。

上十四味，杵为散，酒服方寸匕，日一服。初服二十日，温酒调服，禁一切鱼、肉、大蒜，常宜冷食，六十日止，即药积在腹中不下也，热食即下矣，冷食自能助药力。

寸口脉迟而缓，迟则为寒，缓则为虚；荣缓则为亡血，卫缓则为中风。邪气中经，则身痒而瘾疹；心气不足，邪气入中，则胸满而短气。

风引汤：除热瘫痫。

大黄、干姜、龙骨各四两，桂枝三两，甘草、牡蛎各二两，寒水石、滑石、赤石脂、白石脂、紫石英、石膏各六两。

上十二味，杵，粗筛，以韦囊盛之。取三指撮，井花水三升，煮三沸，温服一升。治大人风引，少小惊痫瘛疭，日数十发，医所不疗，除热方。巢氏云：脚气宜风引汤。

防己地黄汤：治病如狂状，妄行，独语不休，无寒热，其脉浮。

防己一钱，桂枝三钱，防风三钱，甘草二钱。

上四味，以酒一杯，渍之一宿，绞取汁；生地黄二斤，㕮咀，蒸之如斗米饭久；以铜器盛其汁，更绞地黄汁，和分再服。

头风摩散方：

大附子一枚（炮）、盐等分。

上二味，为散，沐了，以方寸匕，已摩疾上，令药力行。

寸口脉沉而弱，沉即主骨，弱即主筋，沉即为肾，弱即为肝。汗出，入水中，如水伤心，历节黄汗出，故曰历节。

趺阳脉浮而滑，滑则谷气实，浮则汗自出。

少阴脉浮而弱，弱则血不足，浮则为风，风血相搏，即疼痛如掣。盛人脉涩小，短气自汗出，历节疼，不可屈伸，此皆饮酒汗出当风所致。

诸肢节疼痛，身体魁羸，脚肿如脱，头眩短气，温温欲吐，桂枝芍药知母汤主之。

桂枝芍药知母汤方：

桂枝四两，芍药三两，甘草二两，麻黄二两，生姜五两，白术五两，知母四两，防风四两，附子二枚（炮）。

上九味，以水七升，煮取二升，温服七合，日三服。

味酸则伤筋，筋伤则缓，名曰泄；咸则伤骨，骨伤则痿，名曰枯；枯泄相搏，名曰断泄。荣气不通，卫不独行，荣卫俱微，三焦无所御，四属断绝，身体羸瘦，独足肿大，黄汗出，胫冷。假令发热，便为历节也。

病历节，不可屈伸，疼痛，乌头汤主之。

乌头汤方：治脚气疼痛，不可屈伸。

麻黄、芍药、黄芪各三两，甘草三两（炙），川乌五枚（㕮咀，以蜜二升，煎取一升，即出乌头）。

上五味，㕮咀四味，以水三升，煮取一升，去滓，内蜜煎中，更煎之，服七合。不知，尽服之。

矾石汤：治脚气冲心。

矾石二两。

上一味，以浆水一斗五升，煎三五沸，浸脚良。

【附方】

《古今录验》续命汤：治中风痱，身体不能自收，口不能言，冒昧不知痛处，或拘急不得转侧。姚云：与大续命同，兼治妇人产后去血者及老人小儿。

麻黄、桂枝、当归、人参、石膏、干姜、甘草各三两，芎䓖一两，杏仁四十枚。

上九味，以水一斗，煮取四升，温服一升，当小汗，薄覆脊，凭几坐，汗出则愈，不汗更服，无所禁，勿当风。并治但伏不得卧，咳逆上气，面目浮肿。

《千金》三黄汤：治中风手足拘急，百节疼痛，烦热心乱，恶寒，经日不欲饮食。

麻黄五分，独活四分，细辛二分，黄芪二分，黄芩三分。

上五味，以水六升，煮取二升，分温三服。一服小汗，二服大汗。心热加大黄二分，腹满加枳实一枚，气逆加人参三分，悸加牡蛎三分，渴加栝楼根三分，先有寒加附子一枚。

《近效方》术附汤：治风虚头重眩，苦极，不知食味，暖肌补中，益精气。

白术二两，甘草一两（炙），附子一枚半（炮，去皮）。

上三味，剉，每五钱匕，姜五片，枣一枚，水盏半，煎七分，去滓，温服。

崔氏八味丸：治脚气上入，少腹不仁。

干地黄八两，山茱萸、薯蓣各四两，泽泻、茯苓、牡丹皮各三两，桂枝、附子（炮）各一两。

上八味，末之，炼蜜和丸梧子大，酒下十五丸，日再服。

《千金方》越婢加术汤：治肉极热，则身体津脱，腠理开，汗大泄，历风气，下焦脚弱。

麻黄六两，石膏半斤，生姜三两，甘草二两，白术四两，大枣十五枚。

上六味，以水六升，先煮麻黄，去沫，内诸药，煮取三升，分温三服。恶风加附子一枚，炮。

诗青译文

凡是属于中风病，半身不遂为病症，疾患表现在一侧，手臂难来随意动，风寒湿杂致痹证，不是中风先说明。中风正虚邪实病，微数脉象可以见，脉微是主正气虚，脉数是主邪气盛。

若是寸口脉浮紧，寒在其中先弄清，浮为正虚要知情。正气虚弱感外邪，外邪先滞在肌肤；由于络脉气血亏，正气无力祛邪出，邪入络脉难向外，滞留人体左右侧，若是侵犯身一侧，此处损伤经脉多，行动弛缓要记得，未受侵犯身一侧，相对拘急会较多，相互牵引斜口眼，转侧亦是不利索。病邪侵入人络脉，肌肤麻木不仁来；病邪侵入人经脉，肢体沉重无力在；病邪侵入人脏腑，吐涎神昏口难开。

侯氏黑散治何病，中阳不足四肢重，胸脘怕冷大风病。

若是寸口脉迟缓，脉迟预示有外寒，脉缓预示正气虚；沉缓营气为不足，此时多致是血虚，浮缓卫气为不足，易受风邪要记住。经脉若受外邪侵，身上发痒与瘾疹；若是心肺气为虚，外邪乘虚而深入，胸满短气症状出。

风瘫癫痫有抽搐，风引汤来能做主。

再说防己地黄汤，狂躁不宁行常反，脉浮不休自言语，发热病证不恶寒。

寸口脉象沉且弱，沉脉预示骨有病，肾脏又是来主骨，沉脉肾亏恰说明；弱脉预示筋有病，肝脏又是来主筋，弱脉肝虚为反应。本来肝肾两亏虚，汗出再用冷水淋，湿寒定由汗孔入，流注肌肉与骨筋，伤及血脉是为真，全身诸多关节痛，黄水溢出关节肿，历节病名要记清。

足背跌阳脉浮滑，滑表胃谷实有热，浮表里热向外越，向外蒸发人津液，故汗自出不为别。

少阴脉若浮而弱，弱脉阴血有不足，浮脉外感受风邪，风邪又乘阴血虚，筋骨关节被侵袭，关节疼痛如抽掣，历节病名要牢记。患者外形若肥胖，出现涩小之脉象，且有短气与自汗，关节疼痛屈伸难，皆因嗜酒已过量，汗出感受风邪伤。

患者多处关节痛，身体消瘦肿脚部，头眩短气心不舒，时时感觉欲呕吐，桂枝芍药加知母。

嗜爱酸味则伤筋，筋伤弛缓不中用，此时称泄为其名；嗜爱咸味则伤骨，骨伤痿软无力行，此时称枯为其名；肝肾俱虚筋骨软，称为断泄记在心。营气若虚不濡养，卫气若虚不温煦，若是营卫两皆虚，三焦功能皆失去，皮肉脂髓无充养，全身消瘦肿两足，浑身黄汗两胫冷，称其名为黄汗病。关节黄汗两胫热，称其名为历节病。

乌头汤药来主治，关节疼痛甚剧烈，屈伸不便历节病。

《古今录验》续命汤，外受风邪致痹病，患者身体为弛缓，不能自主来行动，口中亦是难言语，浑然不知痒与痛，拘急转侧或难行。

主治外感受风邪，手足拘急痛肢节，心中烦热与恶寒，不欲饮食数日间，《千金》三黄记心田。

本方主治正气虚，外受风寒头又重，眩晕饮食亦乏味，温阳补中益气精。

再说崔氏八味丸，主治脚气美名传，肾虚寒湿递向上，小腹不仁拘不缓。

越婢加术《千金方》，极热腠理开泄忙，多汗伤津风气厉，下肢软弱莫惊慌。

血痹虚劳病脉证并治第六

原　文

问曰：血痹病从何得之？师曰：夫尊荣人骨弱肌肤盛，重因疲劳汗出，卧不时动摇，加被微风，遂得之。但以脉自微涩，在寸口、关上小紧，宜针引阳气，令脉和，紧去则愈。

血痹，阴阳俱微，寸口关上微，尺中小紧，外证身体不仁，如风痹状，黄芪桂枝五物汤主之。

黄芪桂枝五物汤方：

黄芪三两，芍药三两，桂枝三两，生姜六两，大枣十二枚。

上五味，以水六升，煮取二升，温服七合，日三服。

夫男子平人，脉大为劳，极虚亦为劳。

男子面色薄者，主渴及亡血，卒喘悸，脉浮者，里虚也。

男子脉虚沉弦，无寒热，短气，里急，小便不利，面色白，时目瞑，兼衄，少腹满，此为劳使之然。

劳之为病，其脉浮大，手足烦，春夏剧，秋冬瘥，阴寒精自出，酸削不能行。

男子脉浮弱而涩，为无子，精气清冷。

夫失精家，少腹弦急，阴头寒，目眩，发落，脉极虚芤迟，为清谷、亡血、失精。脉得诸芤动微紧，男子失精，女子梦交，桂枝龙骨牡蛎汤主之。

桂枝加龙骨牡蛎汤方：《小品》云虚弱浮热汗出者，除桂，加白薇、附子各三分，故曰二加龙骨汤。

桂枝、芍药、生姜各三两，甘草二两，大枣十二枚，龙骨、牡蛎各三两。

上七味，以水七升，煮取三升，分温三服。

天雄散方：

天雄三两（炮），白术八两，桂枝六两，龙骨三两。

上四味，杵为散，酒服半钱匕，日三服，不知，稍增之。

男子平人，脉虚弱细微者，喜盗汗也。

人年五六十，其病脉大者，痹侠背行，若肠鸣，马刀侠瘿者，皆为劳得之。

脉沉小迟，名脱气，其人疾行则喘喝，手足逆寒，腹满，甚则溏泄，食不消化也。

脉弦而大，弦则为减，大则为芤，减则为寒，芤则为虚，虚寒相搏，此名为革。妇人则半产漏下，男子则亡血失精。

虚劳里急，悸，衄，腹中痛，梦失精，四肢酸疼，手足烦热，咽干口燥，小建中汤主之。

小建中汤方：

桂枝三两（去皮），甘草三两（炙），大枣十二枚，芍药六两，生姜三两，胶饴一升。

上六味，以水七升，煮取三升，去滓，内胶饴，更上微火消解，温服一升，日三服。呕家不可用建中汤，以甜故也。

虚劳里急，诸不足，黄芪建中汤主之。于小建中汤内加黄芪一两半，余依上法。气短胸满者加生姜；腹满者去枣，加茯苓一两半，及疗肺虚损不足，补气加半夏三两。

虚劳腰痛，少腹拘急，小便不利者，八味肾气丸主之。

虚劳诸不足，风气百疾，薯蓣丸主之。

薯蓣丸方：

薯蓣三十分，当归、桂枝、干地黄、曲、豆黄卷各十分，甘草二十八分，芎䓖、麦门冬、芍药、白术、杏仁各六分，人参七分，柴胡、桔梗、茯苓各五分，阿胶七分，干姜三分，白蔹二分，防风六分，大枣百枚（为膏）。

上二十一味，末之，炼蜜和丸如弹子大，空腹酒服一丸，一百丸为剂。

虚劳虚烦不得眠，酸枣汤主之。

酸枣汤方：

酸枣仁二升，甘草一两，知母二两，茯苓二两，芎䓖二两。

上五味，以水八升，煮酸枣仁，得六升，内诸药，煮取三升，分温三服。

五劳虚极，羸瘦，腹满不能饮食，食伤、忧伤、饮伤、房室伤、饥伤、劳伤、经络荣卫气伤，内有干血，肌肤甲错，两目黯黑。缓中补虚，大黄䗪虫丸主之。

大黄䗪虫丸方：

大黄十分（蒸），黄芩二两，甘草三两，桃仁一升，杏仁一升，芍药四两，干地黄十两，干漆一两，虻虫一升，水蛭百枚，蛴螬一升，䗪虫半升。

上十二味，末之，炼蜜和丸小豆大，酒饮服五丸，日三服。

【附方】

《千金翼》炙甘草汤（一云复脉汤）：治虚劳不足，汗出而闷，脉结悸，行动如常，不出百日，危急者十一日死。

甘草四两（炙），桂枝、生姜各三两，麦门冬半升，麻仁半升，人参、阿胶各二两，大枣三十枚，生地黄一斤。

上九味，以酒七升，水八升，先煮八味，取三升，去滓，内胶消尽，温服一升，日三服。

《肘后》獭肝散：治冷劳，又主鬼疰，一门相染。

獭肝一具，炙干末之，水服方寸匕，日三服。

诗青译文

问：

怎样引起血痹病？

老师回答道：

养尊处优人好闲，外表看来很丰满，身体筋骨皆脆弱，一旦劳作或出汗，睡觉之时身侧转，就会发病受风寒。血痹脉象为微涩，寸口关脉脉微紧，为使气血行畅顺，针刺来把阳气引，脉若平和而不紧，血痹患者自愈勤。

血痹营卫气血虚，寸口关上皆微弱，尺中脉象稍稍紧，麻木不仁风痹样，黄芪桂枝五物汤。

男人外表无病态，极虚浮大无力脉，虚劳之病要明白。

面色淡白无光泽，身体失血且口渴，稍动气喘又心悸，脉浮无力里虚多。

男子脉沉弦无力，恶寒发热皆未见，少腹拘急且短气，小便不利少腹满，面白经常来闭眼，兼有衄血时时现，亦是虚劳记周全。

脉象浮大而无力，手足心热要分明，春夏季节病加重，秋冬季节病减轻，前阴觉冷滑精象，下肢酸软无力行。

男子浮弱涩脉象，生育能力渐丧失，精液且冷又清稀。

梦遗滑精属平常，少腹拘急不舒畅，前阴寒冷两眼花，虚空脉极掉头发，往来不利人难佳，失血下利清谷人，出现此脉不出奇。失精患者伴芤动，或是微紧脉象时，男子梦遗女梦交，桂枝龙牡来相邀。

男子外形似常人，脉象虚弱微又细，盗汗常常湿人衣。

再说五六十岁人，若现脉大而无力，脊柱两旁皆麻木，肠鸣腋下瘰疬颈，虚劳病症为范例。

脉沉小迟阳气衰，患者行走若稍快，就会呼吸急促喘，手脚逆冷又腹满，甚至大便稀又薄，饮食不化要记得。

脉象若是弦而大，弦重按之而无力，里主为寒要牢记，大而中空恰如芤，精血为虚在其中，以上脉象若并见，名为革脉要记清。革脉若是在妇女，多为半产漏下病，革脉若是在男子，梦遗失血又滑精。

虚劳腹中拘不舒，用手按之而不硬，心悸衄血来相伴，梦遗四肢腹里痛，咽干手足心烦热，主治自有小建中。

虚劳腹中拘不适，气血阴阳两缺乏，黄芪建中来时佳。

虚劳疾病若腰痛，拘急不舒在少腹，小便不利时时有，八味肾气来做主。

气血阴阳两虚病，又兼邪致多种病，薯蓣丸来能建功。

虚劳烦躁人难眠，酸枣仁来不多言。

五劳过度正气损，日趋严重人瘦弱，腹部胀满食不多，由于饮食不节制，饮酒过量又愁思，房事过度无饥饱，损伤营卫与血气，瘀血停留人体内，皮肤如鳞又干枯，两目白珠青暗色。治宜缓中和虚补，大黄䗪虫来做主。

炙甘草汤再说说，虚劳不足人出汗，胸闷脉结心悸多，虽然行动如平常，气血阴阳俱为虚，所以百日人将亡，病情危重十一日，人死亦是无商量。

再来说说獭肝散，可治虚劳证性寒，鬼疰病症亦承担。

金匮要略

肺痿肺痈咳嗽上气病脉证治第七

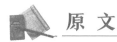 **原 文**

问曰：热在上焦者，因咳为肺痿。肺痿之病，何从得之？师曰：或从汗出，或从呕吐，或从消渴，小便利数，或从便难，又被快药下利，重亡津液，故得之。曰：寸口脉数，其人咳，口中反有浊唾涎沫者何？师曰：为肺痿之病。若口中辟辟燥，咳即胸中隐隐痛，脉反滑数，此为肺痈，咳唾脓血。脉数虚者为肺痿，数实者为肺痈。

问曰：病咳逆，脉之，何以知此为肺痈？当有脓血，吐之则死，其脉何类？师曰：寸口脉微而数，微则为风，数则为热；微则汗出，数则恶寒。风中于卫，呼气不入；热过于荣，吸而不出。风伤皮毛，热伤血脉。风舍于肺，其人则咳，口干喘满，咽燥不渴，多唾浊沫，时时振寒。热之所过，血为之凝滞，蓄结痈脓，吐如米粥。始萌可救，脓成则死。

上气，面浮肿，肩息，其脉浮大，不治；又加利，尤甚。

上气，喘而躁者，属肺胀，欲作风水，发汗则愈。

肺痿吐涎沫而不咳者，其人不渴，必遗尿，小便数。所以然者，以上虚不能制下故也。此为肺中冷，必眩，多涎唾，甘草干姜汤以温之。若服汤已渴者，属消渴。

甘草干姜汤方：

甘草四两（炙），干姜二两（炮）。

上㕮咀，以水三升，煮取一升五合，去滓，分温再服。

咳而上气，喉中水鸡声，射干麻黄汤主之。

射干麻黄汤方：

射干十三枚（一云三两），麻黄四两，生姜四两，细辛三两，紫菀三两，款冬花三两，五味子半升，大枣七枚，半夏大者八枚（洗，一法半升）。

上九味，以水一斗二升，先煮麻黄两沸，去上沫，内诸药，煮取三升，分温三服。

咳逆上气，时时唾浊，但坐不得眠，皂荚丸主之。

皂荚丸方：

皂荚八两（刮去皮，用酥炙）。

上一味，末之，蜜丸梧子大，以枣膏和汤服三丸，日三夜一服。

咳而脉浮者，厚朴麻黄汤主之。

厚朴麻黄汤方：

厚朴五两，麻黄四两，石膏如鸡子大，杏仁半升，半夏半升，干姜二两，细辛二两，小麦一升，五味子半升。

上九味，以水一斗二升，先煮小麦熟，去滓，内诸药，煮取三升，温服一升，日三服。

脉沉者，泽漆汤主之。

泽漆汤方：

半夏半升，紫参五两（一作紫菀），泽漆三斤（以东流水五斗，煮取一斗五升），生姜五两，白前五两，甘草、黄芩、人参、桂枝各三两。

上九味，㕮咀，内泽漆汁中，煮取五升，温服五合，至夜尽。

火逆上气，咽喉不利，止逆下气者，麦门冬汤主之。

麦门冬汤方：

麦门冬七升，半夏一升，人参三两，甘草二两，粳米三合，大枣十二枚。

上六味，以水一斗二升，煮取六升，温服一升，日三夜一服。

肺痈，喘不得卧，葶苈大枣泻肺汤主之。

葶苈大枣泻肺汤方：

葶苈（熬令黄色，捣丸如弹子大），枣十二枚。

上先以水三升，煮枣取二升，去枣，内葶苈，煮取一升，顿服。

咳而胸满，振寒，脉数，咽干不渴，时出浊唾腥臭，久久吐脓如米粥者，为肺痈，桔梗汤主之。

桔梗汤方：亦治血痹。

桔梗一两，甘草二两。

上二味，以水三升，煮取一升，分温再服，则吐脓血也。

咳而上气，此为肺胀。其人喘，目如脱状，脉浮大者，越婢加半夏汤主之。

越婢加半夏汤方：

麻黄六两，石膏半斤，生姜三两，大枣十五枚，甘草二两，半夏半升。

上六味，以水六升，先煮麻黄，去上沫，内诸药，煮取三升，分温三服。

肺胀，咳而上气，烦躁而喘，脉浮者，心下有水，小青龙加石膏汤主之。

小青龙加石膏汤方（《千金》证治同，外更加胁下痛引缺盆）：

麻黄、芍药、桂枝、细辛、甘草、干姜各三两，五味子、半夏各半升，石膏二两。

上九味，以水一斗，先煮麻黄，去沫，内诸药，煮取三升。强人服一升，羸者减之，日三服，小儿服四合。

【附方】

《外台》炙甘草汤：治肺痿涎唾多，心中温温液液者。

方见虚劳。

《千金》甘草汤：

甘草。

上一味，以水三升，煮减半，分温三服。

《千金》生姜甘草汤：治肺痿，咳唾涎沫不止，咽燥而渴。

生姜五两，人参三两，甘草四两，大枣十五枚。

上四味，以水七升，煮取三升，分温三服。

《千金》桂枝去芍药加皂荚汤：治肺痿吐涎沫。

桂枝三两，生姜三两，甘草二两，大枣十枚，皂荚二枚（去皮子，炙焦）。

上五味，以水七升，微微火煮取三升，分温三服。

《外台》桔梗白散：治咳而胸满，振寒，脉数，咽干不渴，时出浊唾腥臭，久久吐脓如米粥者，为肺痈。

桔梗、贝母各三分，巴豆一分（去皮熬，研如脂）。

上三味，为散，强人饮服半钱匕，羸者减之。病在膈上者，吐脓血；膈下者泻出；若下多不止，饮冷水一杯则定。

《千金》苇茎汤：治咳有微热，烦满，胸中甲错，是为肺痈。

苇茎二升，薏苡仁半升，桃仁五十枚，瓜瓣半升。

上四味，以水一斗，先煮苇茎得五升，去滓，内诸药，煮取二升，服一升，再服，当吐如脓。

肺痈胸满胀，一身面目浮肿，鼻塞清涕出，不闻香臭酸辛，咳逆上气，喘鸣迫塞，葶苈大枣泻肺汤主之。（方见上，三日一剂，可至三四剂，此先服小青龙汤一剂乃进。小青龙方见咳嗽门中。）

诗青译文 ❀

问：

因为有热在上焦，咳嗽易致肺痿病。请问肺痿怎形成？

老师回答道：

发汗太多或呕吐，或有消渴症状在，小便利数大便难，峻烈药物通利来，多次津液受伤损，形成此病不奇怪。

问：

寸口脉数又咳嗽，口中有痰反为稠，此间究竟何缘由？

老师回答道：

你说正是肺痿病。若是口中很干燥，时觉胸部隐作痛，脉象滑数有力道，脓血被咳向外行，肺痈病症要分明。脉象数虚是肺痿，脉象数实是肺痈。

问：

咳嗽病患若气逆，为何诊脉便知晓？若是一旦有脓血，口吐脓血死亡到，脉象如何请明了？

老师回答道：

初期寸口脉浮数，风邪为浮发热数；脉浮可见人出汗，脉数可见人恶寒。邪气能随呼气泄，热邪能随营血入，亦随吸气向深处。风邪损伤人皮毛，热邪损伤人血脉。风邪停留在肺部，口干咳嗽气喘来，胸满咽燥饮不渴，浊唾人呕吐涎沫，不时寒战要记得。热邪犯处血凝滞，热血蓄结痈脓时，米粥臭痰向外咳。痈脓未成可医治，痈脓已成多向死。

气逆喘急面浮肿，呼吸抬肩浮脉大，此病难有好办法；若是上下皆下利，危险程度会增加。

气逆喘急人烦躁，以上症状属肺胀，将要发生风水病，发汗疗法要提倡。

肺痿患者吐涎沫，若是不咳又不渴，小便必定是频数，又伴遗尿不多说。由于上面已为虚，制约下面有困难。因为肺中有虚寒，多唾涎沫头晕眩，甘草干姜来承担。药后若有口渴症，消渴症状记心间。

若是咳嗽又气喘，喉中痰鸣水鸡般，射干麻黄不能闲。

气急咳嗽又喘逆，常见口中吐稠痰，不能平卧难入睡，主治需要皂荚丸。

患者咳嗽脉象浮，厚朴麻黄来做主。

患者咳嗽脉象沉，泽漆汤药来出勤。

虚火上逆咳嗽喘，人有不适咽喉干，主治止逆又下气，麦门冬来见晴天。

肺痈气喘难卧平，葶苈大枣泻肺行。

咳嗽胸满有寒战，脉数咽喉干燥中，口中不渴臭痰出，米粥血痰日久行，桔梗汤来治肺痈。

咳嗽气逆肺胀病，气喘两目向外突，脱出脉象浮大力，越婢半夏效果殊。

咳嗽气逆肺胀病，咳喘脉浮人烦躁，心下水饮症状在，小青龙汤加石膏。

炙甘草汤在《外台》，治疗肺痿涎唾多，心中温温液液者。

《千金》生姜甘草汤，肺痿咳唾涎不止，咽燥而渴正适宜。

《千金方》中记得它，桂枝去芍加皂荚，肺痿涎沫吐时佳。

桔梗白散在《外台》，咳而胸满振寒态，脉数咽干口不渴，时出浊唾腥臭来，久吐脓如米粥者，是为肺痈记心怀。

179

《千金》书中苇茎汤，肺病咳嗽微发热，再加烦躁和满闷，胸中皮肤鳞甲多，肺痈疾病要记得。

肺痈病症胸满胀，鼻塞清涕面目肿，香臭酸辛无感觉，咳嗽喘逆喉痰鸣，葶苈大枣泻肺行。

金匮要略

奔豚气病脉证治第八

原 文

师曰：病有奔豚，有吐脓，有惊怖，有火邪，此四部病，皆从惊发得之。师曰：奔豚病，从少腹起，上冲咽喉，发作欲死，复还止。皆从惊恐得之。

奔豚，气上冲胸，腹痛，往来寒热，奔豚汤主之。

奔豚汤方：

甘草、芎劳、当归各二两，半夏四两，黄芩二两，生葛五两，芍药二两，生姜四两，甘李根白皮一升。

上九味，以水二斗，煮取五升，温服一升，日三夜一服。

发汗后，烧针令其汗，针处被寒，核起而赤者，必发奔豚，气从小腹上至心，灸其核上各一壮，与桂枝加桂汤主之。

桂枝加桂汤方：

桂枝五两，芍药三两，甘草二两（炙），生姜三两，大枣十二枚。

上五味，以水七升，微火煮取三升，去滓，温服一升。

发汗后，脐下悸者，欲作奔豚，茯苓桂枝甘草大枣汤主之。

茯苓桂枝甘草大枣汤方：

茯苓半斤，甘草二两（炙），大枣十五枚，桂枝四两。

上四味，以甘澜水一斗，先煮茯苓，减二升，内诸药，煮取三升，去滓，温服一升，日三服。甘澜水法：取水二斗，置大盆内，以勺扬之，水上有珠子五六千颗相逐，取用之。

诗青译文

老师说：

奔豚惊怖与吐脓，还有火邪病四种，皆因惊恐而造成。若是奔豚发作时，自觉有气少腹始，向上冲至咽喉部，发作频频或觉死，发作之后气复还，又似无病在身体。是由惊恐来刺激。

奔豚气病发作时，气从少腹冲上胸，寒热往来痛在腹，奔豚汤来主治行。

发汗方法若未解，烧针再用来发汗，烧针入处寒邪进，刺处周围果核见，奔豚之症必发作，气从少腹上心胸，红肿刺处灸一壮，桂枝加桂来服用。

汗后脐下若跳动，奔豚病症亦分明，茯桂甘枣主治行。

胸痹心痛短气病脉证治第九

原 文

师曰：夫脉当取太过不及，阳微阴弦，即胸痹而痛，所以然者，责其极虚也。今阳虚知在上焦，所以胸痹、心痛者，以其阴弦故也。

平人，无寒热，短气不足以息者，实也。

胸痹之病，喘息咳唾，胸背痛，短气，寸口脉沉而迟，关上小紧数，栝楼薤白白酒汤主之。

栝楼薤白白酒汤方：

栝楼实一枚（捣），薤白半斤，白酒七升。

上三味，同煮，取二升，分温再服。

胸痹，不得卧，心痛彻背者，栝楼薤白半夏汤主之。

栝楼薤白半夏汤方：

栝楼实一枚，薤白三两，半夏半升，白酒一斗。

上四味，同煮，取四升，温服一升，日三服。

胸痹，心中痞气，气结在胸，胸满，胁下逆抢心，枳实薤白桂枝汤主之；人参汤亦主之。

枳实薤白桂枝汤方：

枳实四枚，厚朴四两，薤白半斤，桂枝一两，栝楼实一枚（捣）。

上五味，以水五升，先煮枳实、厚朴，取二升，去滓，内诸药，煮数沸，分温三服。

人参汤方：

人参、甘草、干姜、白术各三两。

上四味，以水八升，煮取三升，温服一升，日三服。

胸痹，胸中气塞，短气，茯苓杏仁甘草汤主之，橘枳姜汤亦主之。

茯苓杏仁甘草汤方：

茯苓三两，杏仁五十个，甘草一两。

上三味，以水一斗，煮取五升，温服一升，日三服。（不差，更服。）

橘枳姜汤方：

橘皮一斤，枳实三两，生姜半斤。

上三味，以水五升，煮取二升，分温再服。（《肘后》《千金》云：治胸痹，胸中愊愊如满，噎塞习习如痒，喉中涩，唾燥沫。）

胸痹缓急者，薏苡附子散主之。

薏苡附子散方：

薏苡仁十五两，大附子十枚（炮）。

上二味，杵为散，服方寸匕，日三服。

心中痞，诸逆，心悬痛，桂枝生姜枳实汤主之。

桂枝生姜枳实汤方：

桂枝三两，生姜三两，枳实五枚。

上三味，以水六升，煮取三升，分温三服。

心痛彻背，背痛彻心，乌头赤石脂丸主之。

赤石脂丸方：

蜀椒一两（一法二分），乌头一分（炮），附子半两（炮，一法一分），干姜一两（一法一分），赤石脂一两（一法二分）。

上五味，末之，蜜丸如梧子大，先食服一丸，日三服。不知，稍加服。

【附方】

九痛丸：治九种心痛。

附子三两（炮），生狼牙一两（炙香），巴豆一两（去皮心，熬，研如脂），人参、干姜、吴茱萸各一两。

上六味，末之，炼蜜丸如桐子大，酒下，强人初服三丸，日三服；弱者二丸。兼治卒中恶，腹胀痛，口不能言；又治连年积冷，流注心胸痛，并冷肿上气，落马、坠车、血疾等，皆主之。忌口如常法。

诗青译文

老师说：

医生诊脉应知晓，脉象太过与不及，寸口脉微尺脉弦，心痛疾病名胸痹。因为阳虚在上焦，胸痹心痛原因找，关上尺中脉弦了。

外表看来很健康，没有恶寒与发热，呼吸迫促不相续，此为实证要记得。

呼吸迫促胸痹病，胸背痛疼咳吐痰，气喘连连持续久，寸口脉沉滞不前，关上脉细小急紧，又有躁动不宁安，栝楼薤白莫须谈。

心胸疼痛牵脊背，难以平躺位不佳，栝楼薤白与半夏。

胃脘痞塞不舒服，有气留结在胸中，胸部此时会满闷，胁下有气上心胸，枳实薤白桂枝汤，人参作汤均可行。

呼吸气短胸塞闷，茯苓杏仁甘草汤，橘枳姜汤用时勤。

胸痹病情若急迫，薏苡附子正适合。

若是心中有痞满，心下水饮或邪寒，上逆心胸憋闷痛，桂枝姜枳要承担。

心窝疼痛背部牵，背痛牵引心窝处，乌头赤石脂成丸。

九痛丸治九心痛，虫注风悸食饮冷，亦有热心来去痛。再加突觉秽浊毒，所致腹满与胀痛，患者欲说却不能；又治多年有积冷，心胸疼痛走不定，以及冷气冲向上，落马坠车瘀血病。服药忌口常法行。

腹满寒疝宿食病脉证第十

原 文

跌阳脉微弦，法当腹满，不满者必便难，两胠疼痛，此虚寒从下上也，以温药服之。

病者腹满，按之不痛为虚，痛者为实，可下之。舌黄未下者，下之黄自去。

腹满时减，复如故，此为寒，当与温药。

病者萎黄，躁而不渴，胸中寒实而利不止者，死。

寸口脉弦者，即胁下拘急而痛，其人啬啬恶寒也。

夫中寒家，喜欠，其人清涕出，发热色和者，善嚏。

中寒，其人下利，以里虚也，欲嚏不能，此人肚中寒。

夫瘦人绕脐痛，必有风冷，谷气不行，而反下之，其气必冲，不冲者，心下则痞也。

病腹满，发热十日，脉浮而数，饮食如故，厚朴七物汤主之。

厚朴七物汤方：

厚朴半斤，甘草三两，大黄三两，大枣十枚，枳实五枚，桂枝二两，生姜五两。

上七味，以水一斗，煮取四升，温服八合，日三服。呕者，加半夏五合；下利，去大黄；寒多者，加生姜至半斤。

腹中寒气，雷鸣切痛，胸胁逆满，呕吐，附子粳米汤主之。

附子粳米汤方：

附子一枚（炮），半夏半升，甘草一两，大枣十枚，粳米半升。

上五味，以水八升，煮米熟汤成，去滓，温服一升，日三服。

痛而闭者，厚朴三物汤主之。

厚朴三物汤方：

厚朴八两，大黄四两，枳实五枚。

上三味，以水一斗二升，先煮二味，取五升，内大黄，煮取三升，温服一升，以利为度。

按之心下满痛者，此为实也，当下之，宜大柴胡汤。

大柴胡汤方：

柴胡半斤，黄芩三两，芍药三两，半夏半升（洗），枳实四枚（炙），大黄二两，大枣十二枚，生姜五两。

上八味，以水一斗二升，煮取六升，去滓，再煎，温服一升，日三服。

腹满不减，减不足言，当须下之，宜大承气汤。

大承气汤方：

大黄四两（酒洗），厚朴半斤（去皮，炙），枳实五枚（炙），芒硝三合。

上四味，以水一斗，先煮二物，取五升，去滓，内大黄，煮取二升，内芒硝，更上火微一二沸，分温再服，得下，余勿服。

心胸中大寒痛，呕不能饮食，腹中寒，上冲皮起，出见有头足，上下痛而不可触近，大建中汤主之。

大建中汤方：

蜀椒二合（去汗），干姜四两，人参二两。

上三味，以水四升，煮取二升，去滓，内胶饴一升，微火煎取一升半，分温再服；如一炊顷，可饮粥二升，后更服，当一日食糜，温覆之。

胁下偏痛，发热，其脉紧弦，此寒也，以温药下之，宜大黄附子汤。

大黄附子汤方：

大黄三两，附子三枚（炮），细辛二两。

上三味，以水五升，煮取二升，分温三服。若强人煮取二升半，分温三服。服后如人行四五里，进一服。

寒气厥逆，赤丸主之。

赤丸方：

茯苓四两，乌头二两（炮），半夏四两（洗，一方用桂），细辛一两（《千金》作人参）。

上四味，末之，内真朱为色，炼蜜丸如麻子大，先食酒饮下三丸，日再夜一服。不知，稍增之，以知为度。

腹痛，脉弦而紧，弦则卫气不行，即恶寒；紧则不欲食，邪正相搏，即为寒疝。绕脐痛，若发则白津出，手足厥冷，其脉沉弦者，大乌头煎主之。

乌头煎方：

乌头大者五枚（熬，去皮，不㕮咀）。

上以水三升，煮取一升，去滓，内蜜二升，煎令水气尽，取二升，强人服七合，弱人服五合。不差，明日更服，不可日再服。

寒疝，腹中痛，及胁痛里急者，当归生姜羊肉汤主之。

当归生姜羊肉汤方：

当归三两，生姜五两，羊肉一斤。

上三味，以水八升，煮取三升，温服七合，日三服。若寒多者，加生姜成一斤；痛多而呕者，加橘皮二两，白术一两。加生姜者，亦加水五升，煮取三升二合，服之。

寒疝，腹中痛，逆冷，手足不仁，若身疼痛，灸刺诸药不能治，抵当乌头桂枝汤主之。

乌头桂枝汤方：

乌头。

上一味，以蜜二斤，煎减半，去滓，以桂枝汤五合解之，得一升后，初服二合；不知，即取三合；又不知，复加至五合。其知者，如醉状，得吐者为中病。

桂枝汤方：

桂枝三两（去皮），芍药三两，甘草二两（炙），生姜三两，大枣十二枚。

上五味，剉，以水七升，微火煮取三升，去滓。

其脉数而紧，乃弦，状如弓弦，按之不移。脉数弦者，当下其寒；脉紧大而迟者，必心下坚；脉大而紧者，阳中有阴，可下之。

【附方】

《外台》乌头汤：治寒疝腹中绞痛，赋风入攻五脏，拘急不得转侧，发作有时，使人阴缩，手足厥逆。

《外台》柴胡桂枝汤方：治心腹卒中痛者。

柴胡四两，黄芩、人参、芍药、桂枝、生姜各一两半，甘草一两，半夏二合半，大枣六枚。

上九味，以水六升，煮取三升，温服一升，日三服。

《外台》走马汤：治中恶心痛腹胀，大便不通。

杏仁二枚，巴豆二枚（去皮心，熬）。

上二味，以绵缠捶令碎，热汤二合，捻取白汁饮之，当下，老小量之。通治飞尸鬼击病。

问曰：人病有宿食，何以别之？师曰：寸口脉浮而大，按之反涩，尺中亦微而涩，故知有宿食，大承气汤主之。

脉数而滑者，实也，此有宿食，下之愈，宜大承气汤。

下利不饮食者，有宿食也，当下之，宜大承气汤。

大承气汤方：见前痉病中。

宿食在上脘，当吐之，宜瓜蒂散。

瓜蒂散方：

瓜蒂一分（熬黄），赤小豆一分（煮）。

上二味，杵为散，以香豉七合煮取汁，和散一钱匕，温服之，不吐者，少加之，以快吐为度而止。（亡血及虚者不可与之。）

脉紧如转索无常者，有宿食也。

脉紧，头痛，风寒，腹中有宿食不化也。（一云寸口脉紧。）

诗青译文 ✿

跌阳脉为脾胃脉，微弦脉象若出现，症为腹部有胀满，否则大便必困难，胸胁两旁必疼痛，从下犯上是虚寒，温药治疗要当先。

患者腹部若胀满，手按无痛是虚证，手按有痛是实证，下法治疗要知情。舌苔若是黄又厚，未曾服过攻下药，用来导邪使热下，黄厚舌苔自然好。

患者腹部有胀满，时而减轻时而重，主要寒邪而引起，温药疗法恰适用。

患者肤色若枯黄，烦躁暗淡无光泽，若是口中不觉渴，寒实之邪胸膛结，再有下利难停止，危重病症要了解。

患者寸口见弦脉，两胁拘急有疼痛，再加瑟缩与颤抖，特别怕冷记心中。

患者素体为虚寒，中阳不足常呵欠，若是鼻孔流清涕，发热有如常人面，新受外感之症状，容易喷嚏不多言。

患者身体若虚寒，受寒大便泄泻殊，里阳太虚为缘故，欲打喷嚏难出来，属于腹寒要记住。

患者身体若瘦弱，脐部周围有疼痛，风冷寒邪皆感受，饮食不化而造成，大便不通谷气滞，若是下法被误用，必有腹气逆上冲，腹气逆冲若未见，结于心下痞满证。

患者腹部若胀满，已有发热十余日，脉象为浮且又数，饮食若是如平时，幸有厚朴七物汤。

腹内若是有寒气，响声较大为肠鸣，腹部刀切样似疼，并有逆气向上攻，胸胁胀满又呕吐，附子粳米可为用。

腹部胀满与疼痛，大便闭结不畅通，厚朴三物来建功。

若是用手按患者，心下胃脘两胁部，皆感胀满又疼痛，实证需用大柴胡。

腹部胀满又加剧，不见减轻且持续，即使稍稍有缓解，微不足道难觉出，此为实证须攻下，大承气汤来做主。

心胸若是寒极盛，剧烈疼痛已发生，呕吐饮食难进入，腹中寒气向上冲，此时腹壁有隆起，头足块物能看清，腹壁内部往来鼓，上下位移人疼痛，不可用手来触碰，治疗自有大建中。

若是胁下一侧痛，发热脉象为紧弦，寒邪凝聚在腹间，温下方法当为先，大黄附子能承担。

若是寒气太过盛，难以顺接阴阳气，四肢厥冷症出现，赤丸来主正其时。

腹痛脉象若紧弦，弦为阳虚记心间，卫气不能行于外，此时患者为恶寒；紧为寒凝胃阳困，此时患者欲食难，寒邪正气相搏斗，此时疾病名寒疝。绕脐疼痛是主症，发作剧烈伴冷汗，

手足冰凉人发冷，若是脉象变沉紧，治疗宜用乌头煎。

腹中疼痛若拘急，两胁受牵而作痛，当归生姜羊肉行。

寒疝病患腹中痛，手足麻木又逆冷，若是此时身体痛，灸刺用药皆不行，抵挡乌头桂枝汤，此方才能建其功。

脉象数紧为弦脉，脉状硬直如弦弓，重按沉取亦不动。若是脉象数且弦，温下方法去其寒；若是脉象紧大迟，患者必觉心下实；若是脉象大而紧，外见阳脉内寒实，温下方法来疗治。

外台之中乌头汤，腹中绞痛寒疝病，风寒直入五脏中，藏在其中是寒凝，腹中拘急难转侧，此病若是发作中，受寒上缩生殖器，还有手足厥冷症。

外台柴胡桂枝汤，治疗偶而感外邪，心腹疼痛要了解。

外台之中走马汤，心痛腹胀中恶病，亦有大便不畅通。

问：

患者胃肠食积滞，脉象如何请明晰？

老师回答道：

寸口脉浮大有力，重按反见为涩象，尺部脉象亦微涩，宿食不化亦同样，大承气汤来帮忙。

由于宿食停在内，脉数而滑为实证，可用下法来医治，大承气汤此时行。

泻利不思进饮食，宿食病名要牢记，食浊停滞在肠胃，下法宜用大承气。

若是胃上有食积，吐法治疗用瓜蒂。

脉紧时紧又时松，变幻莫测无常行，转动好似绳索状，宿食症状已分明。

患者若是脉象紧，头痛风寒之外感，宿食不化宿食病，两种症状皆可见。

五脏风寒积聚病脉证并治第十一

原 文

肺中风者，口燥而喘，身运而重，冒而肿胀。

肺中寒，吐浊涕。

肺死脏，浮之虚，按之弱如葱叶，下无根者，死。

肝中风者，头目𥆧，两胁痛，行常伛，令人嗜甘。

肝中寒者，两臂不举，舌本燥，喜太息，胸中痛，不得转侧，食则吐而汗出也。（《脉经》《千金》云：时盗汗，咳，食已吐其汁。）

肝死脏，浮之弱，按之如索不来，或曲如蛇行者，死。

肝着，其人常欲蹈其胸上，先未苦时，但欲饮热，旋覆花汤主之。（臣亿等校诸本旋覆花汤方，皆同。）

心中风者，翕翕发热，不能起，心中饥，食即呕吐。

心中寒者，其人苦病心如啖蒜状，剧者心痛彻背，背痛彻心，譬如蛊注。其脉浮者，自吐乃愈。

心伤者，其人劳倦，即头面赤而下重，心中痛而自烦，发热，当脐跳，其脉弦，此为心脏伤所致也。

心死脏，浮之实，如丸豆，按之益躁疾者，死。

邪哭使魂魄不安者，血气少也；血气少者，属于心，心气虚者，其人则畏，合目欲眠，梦远行而精神离散，魂魄妄行。阴气衰者为癫，阳气衰者为狂。

脾中风者，翕翕发热，形如醉人，腹中烦重，皮目𥆧𥆧而短气。

脾死脏，浮之大坚，按之如覆杯，洁洁状如摇者，死。臣亿等详：五脏各有中风中寒，今脾只载中风，肾中风、中寒俱不载者，以古文简乱极多，去古既远，无文可以补缀也。

趺阳脉浮而涩，浮则胃气强，涩则小便数，浮涩相搏，大便则坚，其脾为约，麻子仁丸主之。

麻子仁丸方：

麻子仁二升，芍药半斤，枳实一斤，大黄一斤，厚朴一尺，杏仁一升。

上六味，末之，炼蜜和丸梧子大，饮服十丸，日三，以知为度。

肾着之病，其人身体重，腰中冷，如坐水中，形如水状，反不渴，小

195

便自利，饮食如故，病属下焦，身劳汗出，衣里冷湿，久久得之，腰以下冷痛，腹重如带五千钱，甘姜苓术汤主之。

甘草干姜茯苓白术汤方：

甘草二两，白术二两，干姜四两，茯苓四两。

上四味，以水五升，煮取三升，分温三服，腰中即温。

肾死藏，浮之坚，按之乱如转丸，益下入尺中者，死。

问曰：三焦竭部，上焦竭，善噫，何谓也？师曰：上焦受中焦气未和，不能消谷，故能噫耳；下焦竭，即遗溺失便，其气不和，不能自禁制，不须治，久则愈。

师曰：热在上焦者，因咳为肺痿；热在中焦者，则为坚；热在下焦者，则尿血，亦令淋秘不通。大肠有寒者，多鹜溏；有热者，便肠垢。小肠有寒者，其人下重便血；有热者，必痔。

问曰：病有积、有聚、有槃气，何谓也？师曰：积者，脏病也，终不移；聚者，腑病也，发作有时，展转痛移，为可治；槃气者，胁下痛，按之则愈，复发为槃气。诸积大法：脉来细而附骨者，乃积也。寸口，积在胸中；微出寸口，积在喉中；关上，积在脐傍；上关上，积在心下；微下关，积在少腹；尺中，积在气冲。脉出左，积在左；脉在右，积在右；脉两出。积在中央，各以其部处之。

诗青译文

风邪侵袭在肺部，口干舌燥气喘忙，身体摇动难自主，头昏沉重人膨胀。

寒邪侵袭在肺部，稠浊如涕黏液出。

再说肺死之脉象，浮取软弱无力量，重按软弱非常态，中空无根葱叶样，此为死证记心上。

风邪侵袭在肝脏，头部颤动眼跳忙，两侧胁肋皆疼痛，行走弯腰驼背常，喜吃甜味饮食香。

寒邪侵袭在肝脏，手臂不能举向上，胸痛难来身体转，舌体干燥叹气长，食后呕吐汗流淌。

再说肝死之脉象，浮取软弱力量无，重按悬空似绳索，手应即去难恢复，脉象曲折蛇行状，皆为死证要记住。

若是患有肝着者，常按揉胸效果殊，病情初始较为轻，此时欲多饮热水，旋覆花来能做主。

若是风来侵胃脘，身热火烧不能起，胃中虽有饥饿感，进食亦是呕吐时。

寒邪侵袭在心脏，痛苦如吃大蒜样，重时心痛牵背部，背痛牵引至心房，似有虫咬记心上。有些患者脉象浮，未经救治自能吐，病可痊愈人如初。

若是心脏受损伤，劳倦过后头面红，并且下部亦沉重，人烦发热心又痛，肚脐部位觉跳跃，脉弦心脏受伤中。

再说心死之脉象，轻按坚实而有力，此时好似麻豆样，重按更觉脉跳疾，此为死证要牢记。

邪气作祟致哭泣，患者心神不安宁，血虚气少为所致；血虚气少心为缘，气虚时有恐惧感，时欲睡觉常眼闭，梦见自己已行远，精神离决魂魄散。阳气衰弱为狂病，阴气衰弱病为癫。

风邪侵袭在脾脏，肌肤微微发热样，好像刚刚饮醉酒，腹部感觉闷满慌，此时患者极不适，眼胞皮跳气不长。

再说脾死之脉象，轻按为大且为坚，重按摸杯似将翻，中空无物摇不定，此为死证莫迟延。

跌阳脉浮且又涩，脉浮预示胃气盛，小便频数津液少，皆由脉涩来说明，浮涩两脉同时见，便秘常常会发生，脾为胃热所约制，供胃津液难成行，此时名为脾约病，麻仁丸来正启程。

若是肾脏得此病，患者自觉身沉重，好像寒冷在腰部，又似身体坐水中，外形好似水气病，口里不渴小便通，饮食若是很正常，应当属于下焦病，劳动时时来出汗，衣服里面湿又冷，久之易得此种病，再说腰部以下位，寒冷疼痛腹部重，五千铜钱似围绕，甘姜白术与茯苓。

再说肾死之脉象，轻按显示很坚强，重按转动弹丸似，其脉溢满入尺脉，此为死证莫思量。

问：

三焦功能皆可衰，若是上焦衰退时，为何经常会嗳气？老师回答道：上焦秉受中焦气，胃气不和难消食，腐水谷气逆向上，所以人会有嗳气；下焦功能若衰退，大便失禁又遗尿，此病不用来吃药，正气恢复病能好。

老师说：

热邪停留在上焦，咳嗽会致肺痿病；热邪停留在中焦，患者大便会坚硬；热邪停留在下焦，患者尿血经常行，可致小便淋痛涩，亦有闭塞不畅通。若是大肠有寒人，水粪杂下如鸭粪；若是大肠有热人，黏液垢腻粪便勤。若是小肠有寒人，肛门重坠便血真；若是小肠有热人，底部痔疮会留存。

问：

积聚槃气为何病，请你详细来说明？

老师回答道：

五脏之病若为积，始终坚定位不移；六腑之病若为聚，发作疼痛常辗转，此病向好很容易；胁下疼痛为槃气，指按疼痛会消失，但是仍然会复发。积病诊断有方法，下面论述学到家。积病脉象沉又细，重按至骨要牢记。寸口脉象沉又细，积在胸中莫着急；沉细脉微寸口上，积在喉中莫惊慌；若是关部沉又细，有积就在两脐旁；若是积在心下面，脉象沉细关脉上；脉象沉细关下部，有积就在人少腹；尺部脉象沉又细，有积就在气冲部。积若表现在左面，沉细脉出左手边；积若表现在右面，沉细脉出右手边；积若表现在中间，沉细脉象两手现。若是进行诊治时，积在何位是关键。

痰饮咳嗽病脉证并治第十二

原文

问曰：夫饮有四，何谓也？师曰：有痰饮，有悬饮，有溢饮，有支饮。

问曰：四饮何以为异？师曰：其人素盛今瘦，水走肠间，沥沥有声，谓之痰饮；饮后水流在胁下，咳唾引痛，谓之悬饮；饮水流行，归于四肢，当汗出而不汗出，身体疼重，谓之溢饮；咳逆倚息，短气不得卧，其形如肿，谓之支饮。

水在心，心下坚筑，短气，恶水，不欲饮。

水在肺，吐涎沫，欲饮水。

水在脾，少气身重。

水在肝，胁下支满，嚏而痛。

水在肾，心下悸。

夫心下有留饮，其人背寒冷如手大。

留饮者，胁下痛引缺盆，咳嗽则辄已。

胸中有留饮，其人短气而渴，四肢历节痛。脉沉者，有留饮。

膈上病痰，满喘咳吐，发则寒热，背痛腰疼，目泣自出，其人振振身瞤剧，必有伏饮。

夫病人饮水多，必暴喘满。凡食少饮多，水停心下，甚者则悸，微者短气。脉双弦者，寒也，皆大下后善虚；脉偏弦者，饮也。

肺饮不弦，但苦喘短气。

支饮亦喘而不能卧，加短气，其脉平也。

病痰饮者，当以温药和之。

心下有痰饮，胸胁支满，目眩，苓桂术甘汤主之。

苓桂术甘汤方：

茯苓四两，桂枝三两，白术三两，甘草二两。

上四味，以水六升，煮取三升，分温三服，小便则利。

夫短气，有微饮，当从小便去之，苓桂术甘汤主之。肾气丸亦主之。

病者脉伏，其人欲自利，利反快，虽利，心下续坚满，此为留饮欲去故也，甘遂半夏汤主之。

甘遂半夏汤方：

甘遂大者三枚，半夏十二枚（以水一升，煮取半升，去滓），芍药五枚，甘草如指大一枚（炙，一本作无）。

上四味，以水二升，煮取半升，去滓，以蜜半升，和药汁，煎取八合，顿服之。

脉浮而细滑，伤饮。

脉弦数，有寒饮，冬夏难治。

脉沉而弦者，悬饮内痛。

病悬饮者，十枣汤主之。

十枣汤方：

芫花（熬）、甘遂、大戟各等分。

上三味，捣筛，以水一升五合，先煮肥大枣十枚，取八合，去滓，内药末，强人服一钱匕，羸人服半钱，平旦温服之，不下者，明日更加半钱，得快之后，糜粥自养。

病溢饮者，当发其汗，大青龙汤主之，小青龙汤亦主之。

大青龙汤方：

麻黄六两（去节），桂枝二两（去皮），甘草二两（炙），杏仁四十个（去皮尖），生姜三两（切），大枣十二枚，石膏如鸡子大（碎）。

上七味，以水九升，先煮取麻黄，减二升，去上沫，内诸药，煮取三升，去滓，温服一升，取微似汗，汗多者，温粉粉之。

小青龙汤方：

麻黄三两（去节），芍药三两，五味子半升，干姜三两，甘草三两（炙），细辛三两，桂枝三两（去皮），半夏半升（洗）。

上八味，以水一斗，先煮麻黄，减二升，去上沫，内诸药，煮取三升，去滓，温服一升。

膈间支饮，其人喘满，心下痞坚，面色黧黑，其脉沉紧，得之数十日，医吐下之不愈，木防己汤主之。虚者即愈，实者三日复发，复与不愈者，宜木防己汤去石膏加茯苓芒硝汤主之。

木防己汤方：

木防己三两，石膏十二枚（鸡子大），桂枝二两，人参四两。

上四味，以水六升，煮取二升，分温再服。

木防己加茯苓芒硝汤方：

木防己二两，桂枝二两，人参四两，芒硝三合，茯苓四两。

上五味，以水六升，煮取二升，去滓，内芒硝，再微煎，分温再服，微利则愈。

心下有支饮，其人苦冒眩，泽泻汤主之。

泽泻汤方：

泽泻五两，白术二两。

上二味，以水二升，煮取一升，分温再服。

支饮胸满者，厚朴大黄汤主之。

厚朴大黄汤方：

厚朴一尺，大黄六两，枳实四枚。

上三味，以水五升，煮取二升，分温再服。

支饮不得息，葶苈大枣泻肺汤主之。（方见肺痈中。）

呕家本渴，渴者为欲解。今反不渴，心下有支饮故也，小半夏汤主之。

小半夏汤方：

半夏一升，生姜半斤。

上二味，以水七升，煮取一升半，分温再服。

腹满，口舌干燥，此肠间有水气，己椒苈黄丸主之。

己椒苈黄丸方：

防己、椒目、葶苈（熬）、大黄各一两。

上四味，末之，蜜丸如梧子大，先食饮服一丸，日三服，稍增，口中有津液，渴者，加芒硝半两。

卒呕吐，心下痞，膈间有水，眩悸者，半夏加茯苓汤主之。

小半夏加茯苓汤方：

半夏一升，生姜半斤，茯苓三两（一法四两）。

上三味，以水七升，煮取一升五合，分温再服。

假令瘦人，脐下有悸，吐涎沫而癫眩，此水也，五苓散主之。

五苓散方：

泽泻一两一分，猪苓三分（去皮），茯苓三分，白术三分，桂二分（去皮）。

上五味，为末，白饮服方寸匕，日三服，多饮暖水，汗出愈。

【附方】

《外台》茯苓饮：治心胸中有停痰宿水，自吐出水后，心胸间虚，气满不能食，消痰气，令能食。

茯苓、人参、白术各三两，枳实二两，橘皮二两半，生姜四两。

上六味，水六升，煮取一升八合，分温三服，如人行八九里，进之。

咳家其脉弦，为有水，十枣汤主之。

夫有支饮家，咳烦，胸中痛者，不卒死，至一百日或一岁，宜十枣汤。

久咳数岁，其脉弱者，可治；实大数者，死。其脉虚者，必苦冒，其人本有支饮在胸中故也，治属饮家。

咳逆倚息不得卧，小青龙汤主之。

青龙汤下已，多唾口燥，寸脉沉，尺脉微，手足厥逆，气从小腹上冲胸咽，手足痹，其面翕热如醉状，因复下流阴股，小便难，时复冒者，与茯苓桂枝五味甘草汤，治其气冲。

桂苓五味甘草汤方：

茯苓四两，桂枝四两（去皮），甘草三两（炙），五味子半升。

上四味，以水八升，煮取三升，去滓，分温三服。

冲气即低，而反更咳，胸满者，用桂苓五味甘草汤，去桂加干姜、细辛，以治其咳满。

苓甘五味姜辛汤方：

茯苓四两，甘草三两，干姜三两，细辛三两，五味半升。

上五味，以水八升，煮取三升，去滓，温服半升，日三。

咳满即止，而更复渴，冲气复发者，以细辛、干姜为热药也，服之当遂渴，而渴反止者，为支饮也。支饮者，法当冒，冒者必呕，呕者复内半夏，以去其水。

桂苓五味甘草去桂加姜辛夏汤方：

茯苓四两，甘草二两，细辛二两，干姜二两，五味子、半夏各半升。

上六味，以水八升，煮取三升，去滓，温服半升，日三。

水去呕止，其人形肿者，加杏仁主之。其证应内麻黄，以其人遂痹，故不内之。若逆而内之者，必厥。所以然者，以其人血虚，麻黄发其阳故也。

苓甘五味加姜辛半夏杏仁汤方：

茯苓四两，甘草三两，五味半升，干姜三两，细辛三两，半夏半升，杏仁半升（去皮尖）。

上七味，以水一斗，煮取三升，去滓，温服半升，日三。

若面热如醉，此为胃热上冲，熏其面，加大黄以利之。

苓甘五味加姜辛半杏大黄汤方：

茯苓四两，甘草三两，五味半升，干姜三两，细辛三两，半夏半升，杏仁半升，大黄三两。

上八味，以水一斗，煮取三升，去滓，温服半升，日三。

先渴后呕，为水停心下，此属饮家，小半夏茯苓汤主之。

诗青译文

问：

四种饮病各何名？

老师回答道：

痰饮悬饮和溢饮，还有支饮要记清。

问：

四饮怎样来区别？

老师回答道：

身体若是素肥胖，现在反而变消瘦，时时发出沥沥声，肠间水饮会常流，称为痰饮记心头；饮后水流至胁下，咳唾痰涎胁下痛，称为悬饮记心中；饮后水渗入四肢，应当出汗却是无，身感疼痛又沉重，称为溢饮要记住；咳嗽气逆呼吸喘，不能平卧气息短，看来身体挺浮肿，称为支饮记心间。

若是水饮波及心，心下坚满如捣土，呼吸短促怕水饮。

若是水饮波及肺，口吐涎沫欲饮水。

若是水饮波及脾，身体沉重人短气。

若是水饮波及肝，胁下支撑觉胀满，喷嚏胁下疼痛牵。

若是水饮波及肾，脐下跳动时时勤。

水饮停留在心下，背部寒冷手掌大。

留饮患者胁下痛，牵引缺盆咳痛重。

水饮停留若在胸，呼吸短促觉口渴，关节疼痛沉脉象，留饮表现要记得。

膈上有痰和胸满，气喘咳嗽吐痰涎，恶寒发热时发作，背痛腰疼眼泪现，身体颤抖摇更甚，痰饮潜伏是必然。

患者饮水若过量，必定气喘又胀满。饮水过多食很少，水饮停在心下面，心下悸动病较重，呼吸短促病较轻。两手脉象皆为弦，此病为名是虚寒，大下之后易里虚；饮病就是一手弦。

水饮停留在肺部，此时脉象不为弦，呼吸短促只气喘。

支饮气喘不平卧，呼吸短促脉象和。

若是人患痰饮病，温性药物即可用。

心下若是留痰饮，胸胁胀满有支撑，头晕目眩皆可见，苓桂术甘方剂成。

呼吸若是为短促，水饮停留又轻微，去饮应从小便出，苓桂术甘肾气随。

脉象为伏将下利，利后反觉精神爽，有时虽然已利下，仍觉心下硬满胀，留饮将去而未去，自有甘遂半夏汤。

出现浮细滑脉象，此因是为水饮伤。

冬夏脉象若数弦，又有寒饮治疗难。

脉象若是沉而弦，胸胁疼痛饮为悬。

患者若患悬饮病，十枣汤来能适用。

溢饮患者应发汗，大小青龙能承担。

膈间若是有支饮，患者胀满又气喘，面黑晦黄脉沉紧，心下有痞硬坚板，得病已经数十日，吐下方法治愈难，木防己汤不得闲。心下虚软即时愈，心下痞坚若结实，膈间支饮复三日，木防己汤若不愈，木防己汤去石膏，加上茯苓与芒硝。

若是心下有支饮，苦于昏冒目眩人，泽泻为汤要留存。

支饮胸部有胀满，厚朴大黄可来用。

支饮呼吸有困难，葶苈大枣泻肺行。

应该口渴常呕吐，口渴疾病将解除。如今反而口不渴，心下支饮是原因，小半夏汤在路途。

腹部胀满口舌燥，肠间水气来打扰，己椒苈黄要知晓。

心下痞满吐突然，水饮停留在膈间，头晕目眩心下悸，半夏茯苓汤来助。

瘦人脐下觉悸动，口吐涎沫觉晕眩，此为水饮之症状，主治宜用五苓散。

《外台》载有茯苓饮，停痰宿水治心胸，自从水被吐出后，气满难食心胸空，再消痰气令食能。

经常咳嗽弦脉象，内有水饮十枣汤。

患者常患支饮病，咳嗽烦闷胸又痛，突然死亡若未见，命延百天或一年，十枣汤疗记心间。

若是咳嗽已数年，脉象为弱容易治，脉象为实治愈难。脉虚头目必然昏，胸中本来有支饮，治疗水饮要当真。

咳嗽气逆倚喘吸，而且患者难卧平，此时急需小青龙。

若是服用小青龙，吐出痰液量为多，口干寸部脉象沉，尺部脉微要记得，两手与足俱厥冷，气冲胸喉小腹过，手足麻痹微热面，此时患者像醉汉，紧接冲气又向下，冲至两腿内侧间，此时小便实困难，若是头目为昏冒，桂苓五味加甘草，治疗冲气要趁早。

若是冲气已和平，胸满咳嗽反渐重，桂苓五味甘草汤，去桂加上辛干姜，咳嗽胸满无处藏。

咳嗽胸满若已止，复渴复发又冲气，细辛干姜药性热，服后理应口渴时，若是反而不口渴，是有支饮不多说。支饮理应晕头目，头目昏晕定呕吐，呕吐再加服半夏，此法水饮可去除。

服用苓甘五味后，水饮消除呕吐停，若是身体有浮肿，前方加杏即可行。此证本应用麻黄，手足麻痹不提倡。若是禁忌被违反，患者必会手足凉。因为患者血已虚，麻黄发汗人亡阳。

面热好似饮醉酒，胃热上冲熏颜面，应加大黄泄热先。

先有口渴后呕吐，素有水饮要记住，此为水饮停心下，加上茯苓小半夏。

消渴小便利淋病脉证并治第十三

原文

厥阴之为病，消渴，气上冲心，心中疼热，饥而不欲食，食即吐蛔，下之不肯止。

寸口脉浮而迟，浮即为虚，迟即为劳，虚则卫气不足，劳则荣气竭。跌阳脉浮而数，浮即为气，数即为消谷而大坚，气盛则溲数，溲数即坚，坚数相搏，即为消渴。

男子消渴，小便反多，以饮一斗，小便一斗，肾气丸主之。

脉浮，小便不利，微热，消渴者，宜利小便、发汗，五苓散主之。

渴欲饮水，水入则吐者，名曰水逆，五苓散主之。

渴欲饮水不止者，文蛤散主之。

文蛤散方：

文蛤五两。

上一味，杵为散，以沸汤五合，和服方寸匕。

淋之为病，小便如粟状，小腹弦急，痛引脐中。

跌阳脉数，胃中有热，即消谷引食，大便必坚，小便即数。

淋家不可发汗，发汗则必便血。

小便不利者，有水气，其人若渴，栝楼瞿麦丸主之。

栝楼瞿麦丸方：

栝楼根二两，茯苓三两，薯蓣三两，附子一枚（炮），瞿麦一两。

上五味，末之，炼蜜丸梧子大，饮服三丸，日三服，不知，增至七八丸，以小便利，腹中温为知。

小便不利，蒲灰散主之，滑石白鱼散、茯苓戎盐汤并主之。

蒲灰散方：

蒲灰七分，滑石三分。

上二味，杵为散，饮服方寸匕，日三服。

滑石白鱼散方：

滑石二分，乱发二分（烧），白鱼二分。

上三味，杵为散，饮服方寸匕，日三服。

茯苓戎盐汤方：

茯苓半斤，白术二两，戎盐弹丸大一枚。

上三味，先将茯苓、白术煎成，入戎盐，再煎，分温三服。

渴欲饮水，口干舌燥者，白虎加人参汤主之。

脉浮，发热，渴欲饮水，小便不利者，猪苓汤主之。

猪苓汤方：

猪苓（去皮）、茯苓、阿胶、滑石、泽泻各一两。

上五味，以水四升，先煮四味，取二升，去滓，内胶烊消，温服七合，日三服。

诗青译文

厥阴病证何表现，饮水过度亦觉渴，气逆向上冲在心，心中疼痛又灼热，腹中有饥食不欲，勉强能食呕吐多，治疗若是用下法，腹泻不止更啰嗦。

寸口脉象浮而迟，浮脉属虚迟脉劳，卫气不足虚象现，营气衰竭劳证见。趺阳脉象浮而数，脉浮是为胃气盛，脉数是为胃有热，胃热气盛消食谷，此时大便会变硬，气盛导致小便数，大便更坚定发生，便坚溲数互影响，消渴疾病会形成。

男子若患消渴病，小便量多为特征，假如饮水是一斗，小便亦解一斗整，肾气丸来恰适用。

患者脉象若为浮，小便不利实难出，轻微发热又口渴，五苓散来正适合。

若是口渴欲饮水，饮后立刻又吐出，此时名为水逆证，五苓散来亦能主。

若是口渴欲饮水，饮水之后仍觉渴，文蛤散来好处多。

淋病症状何表现，小米样物自小便，小腹拘急时作痛，上引脐痛亦明显。

趺阳部位脉象数，胃里定有邪热毒，大量进食难以断，只因消耗水与谷，患者必会大便硬，还有小便为频数。

平时若是患淋病，辛温发汗不可用，若是误用发汗法，便血必定会发生。

若是引起水停留，患者小便不畅通，若是口渴较为甚，栝楼瞿麦做丸行。

若是小便不畅利，蒲灰散来莫犹豫，或用滑石白鱼散，茯苓戎盐在一起。

患者口渴欲饮水，饮后仍觉口舌燥，白虎人参不可少。

脉浮发热渴欲饮，小便不利而且真，猪苓成汤要出勤。

水气病脉证并治第十四

原文

师曰：病有风水、有皮水、有正水、有石水、有黄汗。风水，其脉自浮，外证骨节疼痛，恶风；皮水，其脉亦浮，外证胕肿，按之没指，不恶风，其腹如鼓，不渴，当发其汗。正水，其脉沉迟，外证自喘；石水，其脉自沉，外证腹满不喘；黄汗，其脉沉迟，身发热，胸满，四肢头面肿，久不愈，必致痈脓。

脉浮而洪，浮则为风，洪则为气。风气相搏，风强则为隐疹，身体为痒，痒为泄风，久为痂癞；气强则为水，难以俯仰。风气相击，身体洪肿，汗出乃愈。恶风则虚，此为风水；不恶风者，小便通利，上焦有寒，其口多涎，此为黄汗。

寸口脉沉滑者，中有水气，面目肿大，有热，名曰风水。视人之目裹上微拥，如蚕新卧起状，其颈脉动，时时咳，按其手足上，陷而不起者，风水。

太阳病，脉浮而紧，法当骨节疼痛，反不疼，身体反重而酸，其人不渴，汗出即愈，此为风水。恶寒者，此为极虚，发汗得之。渴而不恶寒者，此为皮水。身肿而冷，状如周痹，胸中窒，不能食，反聚痛，暮躁不得眠，此为黄汗，痛在骨节。咳而喘，不渴者，此为脾胀，其状如肿，发汗即愈。然诸病此者，渴而下利，小便数者，皆不可发汗。

里水者，一身面目黄肿，其脉沉，小便不利，故令病水。假如小便自利，此亡津液，故令渴也，越婢加术汤主之。

趺阳脉当伏，今反紧，本自有寒，疝，瘕，腹中痛，医反下之，下之即胸满短气。

趺阳脉当伏，今反数，本自有热，消谷，小便数，今反不利，此欲作水。

寸口脉浮而迟，浮脉则热，迟脉则潜，热潜相搏，名曰沉。趺阳脉浮而数，浮脉即热，数脉即止，热止相搏，名曰伏。沉伏相搏，名曰水。沉则络脉虚，伏则小便难，虚难相搏，水走皮肤，即为水矣。

寸口脉弦而紧，弦则卫气不行，即恶寒，水不沾流，走于肠间。

少阴脉紧而沉，紧则为痛，沉则为水，小便即难。脉得诸沉，当责有水，身体肿重。水病脉出者，死。

夫水病人，目下有卧蚕，面目鲜泽，脉伏，其人消渴。病水腹大，小便不利，其脉沉绝者，有水，可下之。

问曰：病下利后，渴饮水，小便不利，腹满因肿者，何也？答曰：此法当病水，若小便自利及汗出者，自当愈。

心水者，其身重而少气，不得卧，烦而躁，其人阴肿。

肝水者，其腹大，不能自转侧，胁下腹痛，时时津液微生，小便续通。

肺水者，其身肿，小便难，时时鸭溏。

脾水者，其腹大，四肢苦重，津液不生，但苦少气，小便难。

肾水者，其腹大，脐肿，腰痛，不得溺，阴下湿如牛鼻上汗，其足逆冷，面反瘦。

师曰：诸有水者，腰以下肿，当利小便；腰以上肿，当发汗乃愈。

师曰：寸口脉沉而迟，沉则为水，迟则为寒，寒水相搏。趺阳脉伏，水谷不化，脾气衰则鹜溏，胃气衰则身肿；少阳脉卑，少阴脉细，男子则小便不利，妇人则经水不通，经为血，血不利则为水，名曰血分。

问曰：病有血分、水分，何也？师曰：经水前断，后病水，名曰血分，此病难治；先病水，后经水断，名曰水分，此病易治，何以故？去水，其经自下。

问曰：病者苦水，面目身体四肢皆肿，小便不利，脉之不言水，反言胸中痛，气上冲咽，状如炙肉，当微咳喘。审如师言，其脉何类？师曰：寸口脉沉而紧，沉为水，紧为寒，沉紧相搏，结在关元，始时当微，年盛不觉。阳衰之后，荣卫相干，阳损阴盛，结寒微动，肾气上冲，喉咽塞噎，胁下急痛。医以为留饮而大下之，气击不去，其病不除，后重吐之，胃家虚烦，咽燥欲饮水，小便不利，水谷不化，面目手足浮肿；又与葶苈丸下水，当时如小差，食饮过度，肿复如前，胸胁苦痛，象若奔豚，其水扬溢，则浮咳喘逆。当先攻击冲气，令止，乃治咳，咳止，其喘自差。先治新病，病当在后。

风水，脉浮身重，汗出恶风者，防己黄芪汤主之。腹痛者加芍药。

防己黄芪汤方：

防己一两，黄芪一两一分，白术三分，甘草半两（炙）。

上剉，每服五钱匕，生姜四片，枣一枚，水盏半，煎取八分，去滓，温服，良久再服。

风水，恶风，一身悉肿，脉浮，不渴，续自汗出，无大热，越婢汤主之。

越婢汤方：

麻黄六两，石膏半斤，生姜三两，大枣十五枚，甘草二两。

上五味，以水六升，先煮麻黄，去上沫，内诸药，煮取三升，分温三服。恶风者，加附子一枚，炮。风水者，加术四两。

皮水为病，四肢肿，水气在皮肤中，四肢聂聂动者，防己茯苓汤主之。

防己茯苓汤方：

防己三两，黄芪三两，桂枝三两，茯苓六两，甘草二两。

上五味，以水六升，煮取二升，分温三服。

里水，越婢加术汤主之，甘草麻黄汤亦主之。

越婢加术汤方：见上。于内加白术四两。又见脚气中。

甘草麻黄汤方：

甘草二两，麻黄四两。

上二味，以水五升，先煮麻黄，去上沫，内甘草，煮取三升，温服一升，重覆汗出，不汗再服，慎风寒。

水之为病，其脉沉小，属少阴；浮者为风，无水虚胀者，为气。水，发其汗即已。脉沉者，宜麻黄附子汤；浮者，宜杏子汤。

麻黄附子汤方：

麻黄三两，甘草二两，附子一枚（炮）。

上三味，以水七升，先煮麻黄，去上沫，内诸药，煮取二升半，温服八分，日三服。

杏子汤方：未见，恐是麻黄杏仁甘草石膏汤。

厥而皮水者，蒲灰散主之。

问曰：黄汗之为病，身体肿，发热汗出而渴，状如风水，汗沾衣，色正黄如药汁，脉自沉，何从得之？师曰：以汗出入水中浴，水从汗孔入得之，宜芪芍桂酒汤主之。

黄芪芍桂苦酒汤方：

黄芪五两，芍药三两，桂枝三两。

上三味，以苦酒一升，水七升，相和，煮取三升，温服一升，当心烦，服至六七日乃解。若心烦不止者，以苦酒阻故也。一方用美酒醯代苦酒。

黄汗之病，两胫自冷，假令发热，此属历节；食已汗出，又身常暮卧盗汗出者，此劳气也。若汗出已，反发热者，久久其身必甲错；发热不止者，必生恶疮；若身重汗出已，辄轻者，久久必身瞤，瞤即胸中痛，又从腰以上必汗出，下无汗，腰髋弛痛，如有物在皮中状，剧者不能食，身疼重，烦躁，小便不利，此为黄汗，桂枝加黄芪汤主之。

桂枝加黄芪汤方：

桂枝三两，芍药三两，甘草二两，生姜三两，大枣十二枚，黄芪二两。

上六味，以水八升，煮取三升，温服一升，须臾，饮热稀粥一升余，以助药力，温服取微汗，若不汗，更服。

师曰：寸口脉迟而涩，迟则为寒，涩为血不足；趺阳脉微而迟，微则为气，迟则为寒。寒气不足，则手足逆冷；手足逆冷，则荣卫不利；荣卫不利，则腹满肠鸣相逐；气转膀胱，荣卫俱劳；阳气不通，即身冷，阴气不通，即骨疼；阳前通，则恶寒，阴前通，则痹不仁；阴阳相得，其气乃行，大气一转，其气乃散。实则失气，虚则遗溺，名曰气分。

气分，心下坚，大如盘，边如旋杯，水饮所作，桂枝去芍药加麻辛附子汤主之。

桂姜草枣黄辛附子汤方：

桂枝三两，生姜三两，甘草二两，大枣十二枚，麻黄二两，细辛二两，附子一枚（炮）。

上七味，以水七升，煮麻黄，去上沫，内诸药，煮取二升，分温三服，当汗出，如虫行皮中，即愈。

心下坚，大如盘，边如旋盘，水饮所作，枳术汤主之。

枳术汤方：

枳实七枚，白术二两。

上二味，以水五升，煮取三升，分温三服，腹中软，即当散也。

【附方】

《外台》防己黄芪汤：治风水，脉浮为在表，其人或头汗出，表无他病，病者但下重，从腰以上为和，腰以下当肿及阴，难以屈伸。

诗青译文

老师说：

水气疾病有五种，风皮黄汗石与正。风水之脉为浮象，骨节疼痛又怕风；皮水之脉亦浮象，皮肤可见有浮肿，按凹难起不怕风，腹部肿胀大如鼓，口中不渴要分明，以上所说两种病，发汗方法即可行。正水之脉沉迟象，气喘为其主症状；石水之脉沉陷象，不喘腹部却满胀；黄汗之脉沉迟象，身体发热胸闷慌，四肢头面皆浮肿，若是经久未痊愈，势必脓肿又疮痈。

患者脉象浮而洪，浮是风邪受外感，洪是水气正旺盛。风邪水气两相聚，若是风邪偏旺盛，瘾疹疾病会发生，瘾疹皮肤会瘙痒，正气排风为象征，所以泄风为其名，若是瘾疹久不愈，变成痂癞亦可能；若是水气偏旺盛，则会形成水气病，全身浮肿难俯仰。风邪水气相搏击，结果导致身洪肿，发汗方法即可行。怕风表阳为虚弱，此时多属风水病；小便通利不怕风，寒湿郁于上焦中，口中涎沫量较多，黄汗病之初起症。

寸口脉象沉而滑，内有水气要记清，面目肿大身发热，此为风水美其名。望诊眼胞微肿起，睡觉初醒一样同，颈侧脉管剧烈跳，并且时闻咳嗽声，患者手足若触按，皮肤凹陷弹起难，风水病证记心间。

太阳病脉浮而紧，骨节疼痛是为真，若是反而不觉痛，只觉身体酸楚沉，不渴是为风水病，解表发汗记在心。汗后怕冷若严重，阳虚发汗而造成。若是口渴不怕冷，皮水病证为其名。身体肿胀两胫冷，或有比如周痹病，同时又见胸塞闷，患者进食又不能，疼痛聚集关节位，傍晚烦躁不安宁，以致不能安静睡，症状是为黄汗病，此时病位骨节中。若是咳嗽又气喘，口中不渴肺胀病，肺胀症状亦浮肿，发汗治疗方法行。其他各种水气病，口渴腹泻相伴行，小便频数又多量，发汗疗法不宜用。

再说里水病患人，浑身面部皆肿甚，此时脉象亦为沉，由于小便不畅利，水气病患不出奇。若是小便能通畅，津液耗竭很容易，若是口渴症状在，越婢加术恰适宜。

趺阳脉象沉而伏，若是反见紧脉出，寒邪内结为缘故，常有疝瘕腹痛证，温药方法治疗行，苦寒药物反攻下，患者满闷在胸中，呼吸短促变证生。

趺阳脉当沉与伏，若是反见为数脉，素有积热要记住，常有小便频数症，还有善饥与消谷，若是小便反不利，水气病名此时出。

寸口脉象浮而迟，脉浮说明有外热，脉迟热邪藏在里，热邪与血两相合，则会内伏不外达，名其为沉要记得。趺阳脉象浮而数，浮因胃热气为盛，数则小便涩不利，热邪与水结合中，不由小便来排泄，沉伏于下伏为名。热邪沉潜水留伏，水热互结水为名。热邪沉潜有何患，络脉营血亏虚中，水邪留伏化不利，小便时时有困境，水邪虚热相结合，水热不从小便行，反而泛溢在皮肤，水气疾病便生成。

寸部脉象弦而紧，脉弦卫气不畅通，患者感觉是怕冷，浸渍排泄水液难，流注故在肠里边，水气疾病记心间。

少阴脉象紧而沉，脉紧是为有疼痛，脉沉是因水气生，生化失职寒自来，小便不利水气病。若是患者沉脉象，身体浮肿又沉重，此乃水气有留蓄，泛溢所致常脉证。水气患者何脉象，沉伏暴出无根在，上面才有下面无，阴盛格阳死得快。

有患胞肿下眼见，躺在那里好似蚕，面部眼胞肿光润，脉象沉伏渴多饮。若是肚腹为肿大，此时小便不顺利，脉象为沉难切到，水气蓄积在其里，攻下方法正适宜。

问：

患者若患泄泻病，口渴小便不畅通，此时腹部又胀满，前阴水肿请说明？

答：

患者若患水肿病，出汗小便若通利，自然痊愈不出奇。

患者若是心水病，自觉身体沉且重，少气懒言呼吸短，心中烦躁不安宁，此时患者难平卧，前阴部位又水肿。

患者若是肝水病，腹部大肿能看清，难来随意做体转，胁腹部位常作痛，口中津液时微有，小便时通时不通。

患者若患肺水病，小便不利身浮肿，大便溏泄鸭溏同。

患者若患脾水病，腹部肿大四肢重，因为津液不生发，气短难续太苦情，小便困难不言明。

患者若患肾水病，此时腹大脐又肿，腰痛并且不能溺，阴湿牛鼻上汗同，面部反瘦足逆冷。

老师说：

所有患得水气病，当利小便腰下肿，发汗能愈腰上肿。

老师说：

寸部脉象沉而迟，沉脉主水迟脉寒，相互搏结寒与水，水气疾病可能患。趺阳脉象若沉伏，脾胃阳气表不足，脾气衰弱难消化，水与粪便兼杂下，营卫不畅衰胃气，大便稀薄状如鸭，身体浮肿态不佳；少阳脉象若沉弱，少阴脉象细而小，肾气不旺要知晓，此脉若是男子见，肾气不化小便难，此脉若是妇女见，经水不畅时常现，因为月经源于血，此时不利血运行，血不利行化为水，亦可形成水气病，血分水气病为名。

问：

为何妇患水肿病，会有血水两不同？

老师回答道：

患者月经若先停，后病水肿血分名，此为难治水肿病；若是先得水肿病，其后经闭水分名，此为易治水肿病。因为其水若流去，月经自然会来行。

问：

患者若患水气病，周身面目四肢肿，小便亦是不通利，但在老师诊断中，水肿避而不谈论，反而仅说痛在胸，自觉阵气冲胸咽，烤肉块似在咽中，微微咳喘亦随行。病情若如老师讲，患者脉象是怎样？

老师回答道：

寸口脉象沉而紧，沉是有水紧有寒，寒水若是来相聚，常凝下焦在关元，寒水开始凝结时，较为轻微莫需谈，此时年少气正盛，无何感觉不多言。随人年龄日渐大，阳气渐渐衰退后，营卫不和阳渐衰，阴寒渐盛寒气来，蓄结脐下寒水气，蠢蠢欲动要显摆，沿循冲脉冲向上，咽喉阻塞难打开，胸胁拘急痛徘徊。此时医生若以为，留饮胁痛用峻药，不仅上冲气未降，难以祛邪病难好，其后又见咽喉部，梗塞重用吐治法，反使胃气更虚弱，烦闷不适人不佳，咽中干燥欲饮水，小便不利食不化，面目手足浮肿大；医生见其有浮肿，葶苈丸服攻水下，浮肿好像略减少，由于饮食量较大，水肿又复如从前，胸胁疼痛更剧烈，病如奔豚苦连天，阴寒水气向上泛，浮肿咳嗽又剧烈，喘促冲气逆上见。此时治疗有方法，平降冲气应为先，冲逆停止治咳嗽，咳止喘息愈自然。冲逆新病先来治，水气疾病随痊愈。

若是脉浮风水病，身体肿重汗恶风，防己黄芪来建功。若是又见人腹痛，再加芍药亦能行。

若是恶风风水病，脉浮不渴身浮肿，断续自汗难停止，而无高热之症状，越婢汤来正适用。

再来说说皮水病，四肢肿胀很突出，时有轻微来跳动，水气滞留在皮肤，自有防己与茯苓。

皮水疾病有两方，一是越婢加术汤，二是甘草与麻黄。

第三再说水气病，若是脉象沉而小，少阴阳虚正水证；若是脉象是为浮，风邪诱发风水证，无水虚胀气滞名。正水风水病何治，发汗方法皆可行。若是脉沉正水病，麻黄附子适宜用；若是脉浮风水病，杏子汤来亦建功。阳虚气滞作胀者，须知并非是水肿，汗法治疗行不通。

手足厥冷皮水病，蒲灰散来受欢迎。

问：

黄汗发病身浮肿，发烧出汗人口渴，好像风水病状同，常见汗液沾内衣，颜色犹如黄柏汁，此时脉象是为沉，何来此病说仔细？

老师回答道：

若是有人出汗后，进入水中来洗澡，水从汗孔渗肌腠，黄汗病患会迟早，芪芍桂酒来正好。

黄汗疾病何症状，两足小腿常寒冷，发热若在小腿部，应知此为历节病；有人饭后会淌汗，或是盗汗夜睡时，虚劳病名记心间。黄汗疾病出汗后，患者反而见发热，日久皮肤燥屑起，鳞甲样般又交错；全身发热若不止，必生恶疮要记得；黄汗病若身体重，汗后感觉人轻松，但是时间若过久，必觉肌肉被掣动，引起疼痛在人胸，有些患者必定见，腰部以上会出汗，腰部以下汗却无，肌肉无力又弛缓，腰髋部位软疼痛，皮肤似虫爬行般，病势若甚食难进，身痛沉重心里烦，亦有小便不畅顺，黄汗疾病为表现，桂枝黄芪来承担。

老师说：

寸口脉象迟涩兼，脉迟是因里有寒，脉涩是因血不足；趺阳脉象微兼迟，脉微是因气已虚，脉迟是因里有寒。里有寒加气不足，手足逆冷平常见，营卫运行不顺利，人体腹部会胀满，肠中气水相攻逐，肠鸣有声在耳边，甚至寒气有冲动，小腹膀胱两者间，营卫之气若俱衰，卫阳不通身寒冷，营阴不通骨节痛。营卫失调不协调，卫阳通前则恶寒，营阴通前何症状，麻痹不仁肌肤间，营卫二气若协调，膻中宗气才运转，水湿邪气就消散。若是病变属实证，腹胀矢气为表现，若是病变属虚证，小便失禁挺常见，气分病名记心间。

再来说说气分病，按之心下坚又硬，形状如盘相类似，中高边低覆杯同，水饮凝聚而生成，桂枝去芍加麻辛，附子汤来受欢迎。

患者心下若坚满，其大如盘盘边旋，水饮凝聚而生成，枳术汤来记心间。

《外台》防己黄芪汤，脉浮在表治风水，其人头部或出汗，表无他病来跟随，当治腰下为要紧，腰部以上是为和，腰部以下肿及阴，此时难以来屈伸。

黄疸病脉证并治第十五

原　文

寸口脉浮而缓，浮则为风，缓则为痹。痹非中风，四肢苦烦，脾色必黄，瘀热以行。

趺阳脉紧而数，数则为热，热则消谷，紧则为寒，食即为满。尺脉浮为伤肾，趺阳脉紧为伤脾。风寒相搏，食谷即眩，谷气不消，胃中苦浊，浊气下流，小便不通，阴被其寒，热流膀胱，身体尽黄，名曰谷疸。额上黑，微汗出，手足中热，薄暮即发，膀胱急，小便自利，名曰女劳疸；腹如水状，不治。心中懊恼而热，不能食，时欲吐，名曰酒疸。

阳明病，脉迟者，食难用饱，饱则发烦，头眩，小便必难，此欲作谷疸。虽下之，腹满如故，所以然者，脉迟故也。

夫病酒黄疸，必小便不利，其候心中热，足下热，是其证也。

酒黄疸者，或无热，靖言了，小腹满，欲吐，鼻燥。其脉浮者，先吐之；沉弦者，先下之。

酒疸，心中热，欲吐者，吐之愈。

酒疸下之，久久为黑疸，目青面黑，心中如啖蒜齑状，大便正黑，皮肤爪之不仁，其脉浮弱，虽黑微黄，故知之。

师曰：病黄疸，发热烦喘，胸满口燥者，以病发时，火劫其汗，两热所得。然黄家所得，从湿得之。一身尽发热，面黄，肚热，热在里，当下之。

脉沉，渴欲饮水，小便不利者，皆发黄。

腹满，舌痿黄，躁不得睡，属黄家。

黄疸之病，当以十八日为期，治之十日以上瘥，反极为难治。

疸而渴者，其疸难治；疸而不渴者，其疸可治。发于阴部，其人必呕；阳部，其人振寒而发热也。

谷疸之为病，寒热不食，食即头眩，心胸不安，久久发黄，为谷疸，茵陈汤主之。

茵陈蒿汤方：

茵陈蒿六两，栀子十四枚，大黄二两。

上三味，以水一斗，先煮茵陈，减六升，内二味，煮取三升，去滓，分温三服，小便当利，尿如皂角汁状，色正赤，一宿腹减，黄从小便去也。

黄家，日晡所发热，而反恶寒，此为女劳得之。膀胱急，少腹满，身尽黄，额上黑，足下热，因作黑疸。其腹胀如水状，大便必黑，时溏，此女劳之病，非水也。腹满者难治。用硝矾散主之。

硝石矾石散方：

硝石、矾石（烧）等分。

上二味，为散，以大麦粥汁和服方寸匕，日三服。病随大小便去，小便正黄，大便正黑，是候也。

酒黄疸，心中懊憹，或热痛，栀子大黄汤主之。

栀子大黄汤方：

栀子十四枚，大黄一两，枳实五枚，豉一升。

上四味，以水六升，煮取二升，分温三服。

诸病黄家，但利其小便。假令脉浮，当以汗解之，宜桂枝加黄芪汤主之。

诸黄，猪膏发煎主之。

猪膏发煎方：

猪膏半斤，乱发如鸡子大三枚。

上二味，和膏中煎之，发消药成，分再服，病从小便出。

黄疸病，茵陈五苓散主之。

茵陈五苓散方：

茵陈蒿末十分，五苓散五分（方见痰饮中）。

上二物和，先食饮方寸匕，日三服。

黄疸，腹满，小便不利而赤，自汗出，此为表和里实，当下之，宜大黄硝石汤。

大黄硝石汤：

大黄、黄柏、硝石各四两，栀子十五枚。

上四味，以水六升，煮取二升，去滓，内硝，更煮取一升，顿服。

黄疸病，小便色不变，欲自利，腹满而喘，不可除热，热除必哕。哕者，小半夏汤主之。

诸黄，腹痛而呕者，宜柴胡汤。

男子黄，小便自利，当与虚劳小建中汤。

【附方】

瓜蒂汤：治诸黄。

《千金》麻黄醇酒汤：治黄疸。

麻黄三两。

上一味，以美清酒五升，煮取二升半，顿服尽。冬月用酒，春月用水煮之。

诗青译文

寸口脉象浮而缓，脉浮风邪在其中，脉缓湿邪来阻滞。此痹既非为痹证，亦非太阳有中风，四肢烦扰人不舒，颜色为黄在皮肤，此为脾脏有瘀热，行于肌表为缘故。

趺阳脉象紧且数，数为有热在胃中，能食善饥胃热盛，紧为有寒在人脾，脾寒运化不及时，即感胀满若进食。尺脉为浮肾虚热，趺阳脉紧寒伤脾。若是风寒相结合，饭后眩晕食难化，湿热致苦在胃里，湿热之邪膀胱下，小便此时难通利，太阴脾受寒湿阻，胃中湿热下骚扰，下扰膀胱身发黄，谷疸为名要记牢。额上发黑微出汗，两手足心皆发热，每到黄昏时发作，膀胱拘急人不舒，此时小便是通利，女劳疸名要记得；腹部胀满似有水，无法治疗不多说。心胸郁闷人不舒，难食又感人烦热，并且时时欲呕吐，酒疸为名正适合。

阳明疾病脉象迟，常常难以有饱食，饱食之后人烦闷，头晕小便不通利，谷疸欲作正当时。攻下方法治疗后，腹部仍然有胀满，此间原因是脉迟。

患者若患酒黄疸，小便不利必定见，心中足下热明显。

患者有时无热来，神情安静语不乱，腹胀欲吐鼻孔干。此时若是浮脉象，吐法治疗用为先；此时若是沉弦脉，下法治疗用在前。

患者自觉心中热，欲呕即用涌吐法，吐后病愈心情佳。

酒疸下法治疗后，转为黑疸时长久，两目为青面黑色，灼热不舒在心头，姜蒜韭菜似在口，患者大便为黑色，皮肤抓搔无痛痒，此时脉象浮而弱，皮肤虽黑又微黄，故知黑疸何处来，酒疸误下记心上。

老师说：

黄疸病患见发热，烦躁气喘胸胀满，又见口中为干燥，疾病发作记心间，火攻方法强出汗，热邪火邪两相搏。患者身体会发黄，因为有湿要记得。患者周身皆发热，全身皮肤为黄色，热邪在里热在腹，攻下方法不啰嗦。

脉沉口渴欲饮水，小便不通身发黄。

烦躁不安难入睡，皮肤萎黄腹满胀，以上症状何所指，发黄患者如平常。

黄疸疾病十八日，作为痊愈之期限，若是治疗十日上，此时患者未痊愈，病情反而有加剧，难治之证不多言。

黄疸疾病若口渴，比较难治要记得；若是症见口不渴，容易治疗不多说。病邪若发在内部，患者必然有呕吐；病邪若发在外部，寒战发热皆突出。

再来说说谷疸病，恶寒发热难入食，食后则感头眩晕，心胸烦闷人不适，身体发黄时日久，如此成为谷疸病，茵陈蒿汤来主治。

平时患病黄疸人，发热多在申酉时，若是患者反怕冷，女劳疸名要牢记。膀胱拘急少腹胀，额头色黑周身黄，再加足下时觉热，称为黑疸记心上。腹部胀满状如水，大便必然是黑色，患者时常会溏泄，女劳之病不用说，非水疾病要记得。腹部胀满病难治。硝矾石散正合适。

患者若患酒黄疸，心中郁闷不舒服，或是灼热而疼痛，栀子大黄此时出。

凡遇发黄病患人，只需通利其小便。脉浮当用发汗法，桂枝黄芪要出现。

治黄方法有多种，猪膏发煎疗效灵。

亦有部分黄疸病，茵陈五苓亦可行。

腹部胀满黄疸病，小便不畅又红色，患者自汗时常见，表无外邪里实热，治疗应当用下法，大黄硝石要记得。

小便常色黄疸病，将要自行而下利，患者腹胀又满喘，除热方法用不宜，热邪虽除必呃逆，小半夏汤来主治。

亦有各种发黄证，腹痛时时又呕吐，治疗宜用小柴胡。

若是男子见发黄，小便自行来通利，小建中汤虚劳宜。

各种发黄有瓜蒂。

治疗黄疸《千金方》，麻黄醇酒是唯一。

金匮要略

惊悸吐衄下血胸满瘀血病脉证治第十六

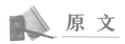 **原　文**

寸口脉动而弱，动即为惊，弱则为悸。

师曰：尺脉浮，目睛晕黄，衄未止；晕黄去，目睛慧了，知衄今止。

又曰：从春至夏，衄者，太阳；从秋至冬，衄者，阳明。

衄家不可汗，汗出必额上陷，脉紧急，直视不能眴，不得眠。

病人面无血色，无寒热。脉沉弦者，衄；浮弱，手按之绝者，下血；烦咳者，必吐血。

夫吐血，咳逆上气，其脉数而有热，不得卧者死。

夫酒客咳者，必致吐血，此因极饮过度所致也。

寸口脉弦而大，弦则为减，大则为芤，减则为寒，芤则为虚，寒虚相击，此名曰革，妇人则半产漏下，男子则亡血。

亡血不可发其表，汗出则寒栗而振。

病人胸满，唇痿，舌青，口燥，但欲漱水，不欲咽，无寒热，脉微大来迟，腹不满，其人言我满，为有瘀血。

病者如热状，烦满，口干燥而渴，其脉反无热，此为阴状，是瘀血也，当下之。

火邪者，桂枝去芍药加蜀漆牡蛎龙骨救逆汤主之。

桂枝救逆汤方：

桂枝三两（去皮），甘草二两（炙），生姜三两，牡蛎五两（熬），龙骨四两，大枣十二枚，蜀漆三两（洗去腥）。

上为末，以水一斗二升，先煮蜀漆，减二升，内诸药，煮取三升，去滓，温服一升。

心下悸者，半夏麻黄丸主之。

半夏麻黄丸方：

半夏、麻黄等分。

上二味，末之，炼蜜和丸，小豆大，饮服三丸，日三服。

吐血不止者，柏叶汤主之。

柏叶汤方：

柏叶、干姜各三两，艾三把。

上三味，以水五升，取马通汁一升，合煮，取一升，分温再服。

下血，先便后血，此远血也，黄土汤主之。

黄土汤方：

甘草、干地黄、白术、附子（炮）、阿胶、黄芩各三两，灶中黄土半斤。

上七味，以水八升，煮取三升，分温二服。

下血，先血后便，此近血也，赤小豆当归散主之。

心气不足，吐血、衄血，泻心汤主之。

泻心汤方：

大黄二两，黄连一两，黄芩一两。

上三味，以水三升，煮取一升，顿服之。

诗青译文

寸口动弱脉象现，脉动为惊弱为悸。

老师说：

若是患者尺脉浮，又见黄晕在眼睛，昏黄不清难视物，表示衄血尚未停；入眼黄晕若退去，衄血停止视物明。

老师又说：

时从春季至夏季，属于太阳衄血人；时从秋季至冬季，属于阳明衄血人。

常流鼻血莫发汗，误汗额上凹痕见，此处经脉向下陷，脉象紧急目直视，不能转动亦难眠。

若是患者面苍白，未见恶寒与发热。脉象沉弦衄血来；若是患者脉浮弱，手按即无为下血；烦躁咳嗽吐血多。

吐血患者伴咳嗽，喘逆发热脉象数，难寐死证要记住。

再说平时嗜酒人，又有咳嗽来相随，此人必定会吐血，饮酒过度是罪魁。

还有平时失血人，不可发汗来解表，寒战怕冷受不了。

若是病患胸胀满，唇色萎靡不润泽，口中干燥舌青色，只欲漱水不欲咽，未见恶寒与发热，脉象微大而且迟，外看腹部不胀满，患者自觉腹胀满，此因内里有瘀血。

患者好像有发热，心情烦躁胸闷满，口中干燥又口渴，诊断其脉反无热，瘀血郁热伏血分，治当攻下除瘀血。

由于火邪患惊病，桂枝去芍加蜀漆，牡蛎龙骨来适宜。

若是心下有悸动，半夏麻黄来医治。

若是吐血未停止，柏叶汤来莫迟疑。

便血若是大便先，出血在后为远血，黄土汤来能承担。

便血若是出血先，大便在后为近血，赤小豆加当归散。

心烦不安吐衄血，泻心汤来不得闲。

金匮要略

呕吐哕下利病脉证治第十七

原 文

夫呕家有痈脓，不可治呕，脓尽自愈。

先呕却渴者，此为欲解；先渴却呕者，为水停心下，此属饮家。呕家本渴，今反不渴者，以心下有支饮故也，此属支饮。

问曰：病人脉数，数为热，当消谷引食，而反吐者，何也？师曰：以发其汗，令阳微，膈气虚，脉乃数，数为客热，不能消谷，胃中虚冷故也。脉弦者，虚也，胃气无余，朝食暮吐，变为胃反。寒在于上，医反下之，今脉反弦，故名曰虚。

寸口脉微而数，微则无气，无气则荣虚，荣虚则血不足，血不足则胸中冷。

趺阳脉浮而涩，浮则为虚，涩则伤脾，脾伤则不磨，朝食暮吐，暮食朝吐，宿谷不化，名曰胃反。脉紧而涩，其病难治。

病人欲吐者，不可下之。

哕而腹满，视其前后，知何部不利，利之即愈。

呕而胸满者，茱萸汤主之。

茱萸汤方：

吴茱萸一升，人参三两，生姜六两，大枣十二枚。

上四味，以水五升，煮取三升，温服七合，日三服。

干呕，吐涎沫，头痛者，茱萸汤主之。

呕而肠鸣，心下痞者，半夏泻心汤主之。

半夏泻心汤：

半夏半升（洗），黄芩三两，干姜三两，人参三两，黄连一两，大枣十二枚，甘草三两（炙）。

上七味，以水一斗，煮取六升，去滓，再煮取三升，温服一升，日三服。

干呕而利者，黄芩加半夏生姜汤主之。

黄芩加半夏生姜汤方：

黄芩三两，甘草二两（炙），芍药二两，半夏半升，生姜三两，大枣十二枚。

上六味，以水一斗，煮取三升，去滓，温服一升，日再夜一服。

诸呕吐，谷不得下者，小半夏汤主之。

呕吐而病在膈上，后思水者，解，急与之。思水者，猪苓散主之。

猪苓散方：

猪苓、茯苓、白术各等分。

上三味，杵为散，饮服方寸匕，日三服。

呕而脉弱，小便复利，身有微热，见厥者，难治。四逆汤主之。

四逆汤方：

附子一枚（生用），干姜一两半，甘草二两（炙）。

上三味，以水三升，煮取一升二合，去滓，分温再服。强人可大附子一枚，干姜三两。

呕而发热者，小柴胡汤主之。

小柴胡汤方：

柴胡半斤，黄芩三两，人参三两，甘草三两，半夏半斤，生姜三两，大枣十二枚。

上七味，以水一斗二升，煮取六升，去滓，再煎取三升，温服一升，日三服。

胃反呕吐者，大半夏汤主之。（《千金》云：治胃反，不受食，食入即吐。《外台》云：治呕，心下痞硬者。）

大半夏汤方：

半夏二升（洗完用），人参三两，白蜜一升。

上三味，以水一斗二升，和蜜扬之二百四十遍，煮药取二升半，温服一升，余分再服。

食已即吐者，大黄甘草汤主之。（《外台》方，又治吐水。）

大黄甘草汤方：

大黄四两，甘草一两。

上二味，以水三升，煮取一升，分温再服。

胃反，吐而渴，欲饮水者，茯苓泽泻汤主之。

茯苓泽泻汤方：（《外台》云治消渴脉绝，胃反吐食之，有小麦一升。）

茯苓半斤，泽泻四两，甘草二两，桂枝二两，白术三两，生姜四两。

上六味，以水一斗，煮取三升，内泽泻，再煮取二升半，温服八合，日三服。

吐后渴欲得水而贪饮者，文蛤汤主之；兼主微风、脉紧、头疼。

文蛤汤方：

文蛤五两，麻黄三两，甘草三两，生姜三两，石膏五两，杏仁五十枚，大枣十二枚。

上七味，以水六升，煮取二升，温服一升，汗出即愈。

干呕吐逆，吐涎沫，半夏干姜散主之。

半夏干姜散方：

半夏、干姜等分。

上二味，杵为散，取方寸匕，浆水一升半，煎取七合，顿服之。

病人胸中似喘不喘，似呕不呕，似哕不哕，彻心中愦愦然无奈者，生姜半夏汤主之。

生姜半夏汤方：

半夏半升，生姜汁一升。

上二味，以水三升，煮半夏，取二升，内生姜汁，煮取一升半，小冷，分四服，日三夜一服。止，停后服。

干呕，哕，若手足厥者，橘皮汤主之。

橘皮汤方：

橘皮四两，生姜半斤。

上二味，以水七升，煮取三升，温服一升，下咽即愈。

哕逆者，橘皮竹茹汤主之。

橘皮竹茹汤方：

橘皮二升，竹茹二升，大枣三十枚，生姜半斤，甘草五两，人参一两。

上六味，以水一斗，煮取三升，温服一升，日三服。

夫六腑气绝于外者，手足寒，上气脚缩；五脏气绝于内者，利不禁，下甚者，手足不仁。

下利脉沉弦者，下重；脉大者，为未止；脉微弱数者，为欲自止，虽发热不死。

下利，手足厥冷，无脉者，灸之不温。若脉不还，反微喘者，死。少阴负趺阳者，为顺也。

下利，有微热而渴，脉弱者，今自愈。

下利脉数，有微热汗出，今自愈；设脉紧，为未解。

下利，脉数而渴者，今自愈；设不差，必清脓血，以有热故也。

下利，脉反弦，发热身汗者，自愈。

下利气者，当利其小便。

下利，寸脉反浮数，尺中自涩者，必清脓血。

下利清谷，不可攻其表，汗出必胀满。

下利，脉沉而迟，其人面少赤，身有微热，下利清谷者，必郁冒，汗出而解，病人必微厥。所以然者，其面戴阳，下虚故也。

下利后脉绝，手足厥冷，晬时脉还，手足温者生，脉不还者死。

下利，腹胀满，身体疼痛者，先温其里，乃攻其表。温里宜四逆汤；攻表宜桂枝汤。

四逆汤方：见上。

桂枝汤方：

桂枝三两（去皮），芍药三两，甘草二两（炙），生姜三两，大枣十二枚。

上五味，㕮咀，以水七升，微火煮取三升，去滓，适寒温，服一升。服已，须臾啜稀粥一升，以助药力，温覆令一时许，遍身漐漐，微似有汗者益佳，不可令如水淋漓，若一服汗出病差，停后服。

下利三部脉皆平，按之心下坚者，急下之，宜大承气汤。

下利脉迟而滑者，实也，利未欲止，急下之，宜大承气汤。

下利，脉反滑者，当有所去，下乃愈，宜大承气汤。

下利已差，至其年月日时复发者，以病不尽故也，当下之，宜大承气汤。

大承气汤方：见痉病中。

下利谵语者，有燥屎也，小承气汤主之。

小承气汤方：

大黄四两，厚朴二两（炙），枳实大者三枚（炙）。

上三味，以水四升，煮取一升二合，去滓，分温二服。得利则止。

下利便脓血者，桃花汤主之。

桃花汤方：

赤石脂一斤（一半剉，一半筛末），干姜一两，粳米一升。

上三味，以水七升，煮米令熟，去滓，温服七合，内赤石脂末方寸匕，日三服。若一服愈，余勿服。

热利下重者，白头翁汤主之。

白头翁汤方：

白头翁二两，黄连三两，黄柏三两，秦皮三两。

上四味，以水七升，煮取二升，去滓，温服一升，不愈更服。

下利后，更烦，按之心下濡者，为虚烦也，栀子豉汤主之。

栀子豉汤方：

栀子十四枚，香豉四合（绵裹）。

上二味，以水四升，先煮栀子，得二升半，内豉，煮取一升半，去滓，分二服，温进一服，得吐则止。

下利清谷，里寒外热，汗出而厥者，通脉四逆汤主之。

通脉四逆汤方：

附子大者一枚（生用），干姜三两（强人可四两），甘草二两（炙）。

上三味，以水三升，煮取一升二合，去滓，分温再服。

下利肺痛，紫参汤主之。

紫参汤方：

紫参半斤，甘草三两。

上二味，以水五升，先煮紫参取二升，内甘草，煮取一升半，分温三服。

气利，诃梨勒散主之。

诃梨勒散方：

诃梨勒十枚（煨）。

上一味，为散，粥饮和，顿服。

【附方】

《千金翼》小承气汤：治大便不通，哕，数谵语。

《外台》黄芩汤：治干呕下利。

黄芩三两，人参三两，干姜三两，桂枝一两，大枣十二枚，半夏半升。

上六味，以水七升，煮取三升，温分三服。

诗青译文

平时病患常呕吐，若是吐物有血脓，痈疡溃脓积在胃，止呕药物不可用，待到脓血排尽后，病患自愈人轻松。

若是病患先呕吐，然后口渴再出现，吐后轻松人平安；若是病患先口渴，然后呕吐再出现，此为水饮停心下，水饮病名记心田。常有呕吐患病人，本来应该干渴中，但是此时见呕吐，并无见到干渴症，水饮停留积在胃，支撑胀满支饮病。

问：

若是患者脉象数，数脉应该是主热，当为消谷善饥饿，反而呕吐是为何？

老师回答道：

发汗可致阳气微，脉数宗气是虚弱，脉数真热是假象，实属虚热与假热，此时水谷难消化，胃中虚冷不多说。须知脉弦是为虚，胃中阳气不充足，早晨所吃之食物，病名胃反傍晚吐。此时正是上部寒，攻下反用方法出，从而导致脉弦紧，所以弦紧脉象虚。

寸口六脉象微数，脉微是因阳气虚，阳气若虚营亦虚，营气若虚血亦虚，胸部有寒血不足。

趺阳脉象浮涩时，浮为胃虚涩伤脾，脾伤不能运水谷，早间食物晚上吐，晚间食物次日出，食停于胃难消化，名为胃反要记住。趺阳脉象紧而涩，此病难治不多说。

若是患者欲呕吐，攻下方法不可出。

若感呃逆腹胀满，应问患者大小便，看看何部不畅利，然后再通大小便，呃逆痊愈有期盼，

呕吐兼有胸胀满，吴茱萸汤任在肩。

干呕涎沫兼头痛，吴茱萸汤主治行。

呕吐肠声心下满，半夏泻心记心间。

患者干呕又下利，黄芩半夏生姜治。

呕吐饮食又不下，主治自有小半夏。

膈上有病致呕吐，吐后患者欲饮水，患者吐后即痊愈，急忙要把水来给。若是口渴欲饮水，猪苓散来莫推诿。

呕吐以后脉微弱，小便若是反通利，身体微微来发热，四肢逆冷较难医，四逆汤来才可以。

患者呕吐且发热，小柴胡汤要记得。

若是反胃致呕吐，大半夏汤来做主。

吃完食物即呕吐，大黄甘草效果殊。

患者呕吐若反复，吐后口渴欲饮水，茯苓泽泻汤一杯。

若是患者呕吐后，口渴欲饮又贪饮，文蛤成汤要出勤；兼治微受风邪感，还有头痛与脉紧。

胃气上逆人干呕，口吐涎沫未停留，半夏干姜来运筹。

患者心中似气喘，其实气喘并未见，似呕而又实不呕，好像呃逆又没有，心胸烦闷无奈何，生姜半夏来时多。

患者干呕又哕逆，若是手足皆厥冷，橘皮汤来为主治。

患者若患哕逆证，橘皮竹茹主治行。

六腑气机衰在外，手足寒冷时居多，气机上逆下肢缩；五脏气机衰在内，下利难止势必行，若是下利重为甚，手足麻木难运动。

痢疾病患脉沉弦，里急后重症状现；若是患者脉象大，痢疾未止记心间；脉象微弱又兼数，痢疾将止欲晴天，虽然还有发热状，不会死亡莫慌乱。

下利手足两厥冷，无脉灸之而不温。若脉不来反微喘，必死无疑记在心。若是少阴负趺阳，此时疾病是为顺。

若是下利轻发热，再加口渴脉象弱，其病将愈莫啰嗦。

下利以后脉为数，身体微热有汗出，病将自愈人如初；若是患者脉为紧，邪气未解病未愈。

若是患者有下利，脉数口渴病将愈；若是疾病终未愈，大便必定带脓血，有热在里为缘故。

下利脉象反为弦，此时发热又出汗，其病自愈人坦然。

若是下利有矢气，此时应把小便利。

下利寸脉反浮数，尺部脉象若是涩，大便脓血必定出。

下利清谷之患者，解表莫来强发汗，误汗必会腹胀满。

患者下利脉沉迟，面色微微红与赤，身体发热为轻度，泻下难化之水谷，郁闷头昏必出现，发热汗出人痊愈，四肢必是微不温。因为面部有戴阳，下元虚冷为因缘。

下利脉搏难诊到，并且手足为厥冷，昼夜之内脉搏复，手足转温人能生，若是脉搏仍未复，人会死亡先说明。

下利腹部若胀满，又兼全身皆疼痛，治当先来温其里，再治其表要记清。温里可用四逆汤；治表桂枝汤能行。

若是患者有下利，寸关尺亦平常脉，用手触摸按心下，感觉坚硬胀满来，急用下法来疗治，大承气汤诚可待。

下利脉象滑而迟，病属实证要牢记，下利不止急下法，大承气汤此时宜。

下利脉象反为滑，应是实邪来攻伐，下法治疗病可愈，大承气汤来时佳。

初患下利之患者，当时病愈可回家，日后每到下利期，下利疾病会复发，此因病邪未除尽，大承气汤用下法。

患者下利有谵语，因为肠中有燥屎，小承气汤挺合适。

下利大便伴脓血，桃花汤来为主治。

患者湿热又下利，兼有后重与里急，白头翁汤用来医。

下利病后心烦甚，按之心下又濡软，栀子豉汤治虚烦。

下利难化饮食物，里寒外热此为属，出汗兼有四肢冷，通脉四逆来做主。

下利腹部又疼痛，紫参汤来正适用。

下利又见伴矢气，诃梨勒散能建功。

《千金翼方》小承气，治疗大便不畅通，呃逆频频来发作，神昏谵语视不清。

《外台》之中黄芩汤，呕吐无物主治行，兼有下利之病证。

疮痈肠痈浸淫病脉证并治第十八

原 文

诸浮数脉，应当发热，而反洒淅恶寒，若有痛处，当发其痈。

师曰：诸痈肿，欲知有脓无脓，以手掩肿上，热者为有脓，不热者为无脓。

肠痈之为病，其身甲错，腹皮急，按之濡，如肿状，腹无积聚，身无热，脉数，此为腹内有痈脓，薏苡附子败酱散主之。

薏苡附子败酱散方：

薏苡仁十分，附子二分，败酱五分。

上三味，杵为末，取方寸匕，以水二升，煎减半，顿服。小便当下。

肠痈者，少腹肿痞，按之即痛如淋，小便自调，时时发热，自汗出，复恶寒。其脉迟紧者，脓未成，可下之，当有血。脉洪数者，脓已成，不可下也，大黄牡丹汤主之。

大黄牡丹汤方：

大黄四两，牡丹一两，桃仁五十枚，瓜子半升，芒硝三合。

上五味，以水六升，煮取一升，去滓，内芒硝，再煎沸，顿服之，有脓当下，如无脓，当下血。

问曰：寸口脉浮微而涩，然当亡血，若汗出，设不汗者云何？答曰：若身有疮，被刀斧所伤，亡血故也。

病金疮，王不留行散主之。

王不留行散方：

王不留行十分（八月八日采），蒴藋细叶十分（七月七日采），桑东南根白皮十分（三月三日采），甘草十八分，川椒三分（除目及闭口者，汗），黄芩二分，干姜二分，芍药、厚朴各二分。

上九味，桑根皮以上三味，烧灰存性，勿令灰过，各别杵筛，合治之为散，服方寸匕，小疮即粉之，大疮但服之。产后亦可服。如风寒，桑东根勿取之。前三物皆阴干百日。

排脓散方：

枳实十六枚，芍药六分，桔梗二分。

上三味，杵为散，取鸡子黄一枚，以药散与鸡黄相等，揉和令相得，饮和服之，日一服。

排脓汤方：

甘草二两，桔梗三两，生姜一两，大枣十枚。

上四味，以水三升，煮取一升，温服五合，日再服。

浸淫疮，从口流向四肢者，可治；从四肢流来入口者，不可治。

浸淫疮，黄连粉主之。

诗青译文

脉象无论浮与数，应有发热要记住，若是反而觉怕冷，好似冷水润皮肤，全身上下有痛处，名为痈肿此时出。

老师说：

各种痈肿现说明，若想知道有无脓，用手触按肿块上，感觉很热是为脓，感觉不热是无脓。

肠痈患者皮粗糙，好似鳞甲莫取笑，腹部皮肤张又紧，触按濡软要知晓，用力按压又肿胀，腹中并无硬块样，身不发热脉象数，肠生痈肿记心上，薏苡附子与败酱。

若是患者患肠痈，少腹痞满又胀肿，用手按压胀肿处，淋病一般有刺痛，但是小便如常行，时时发热自出汗，又复畏寒和怕冷。脉若迟紧脓未成，下法治疗能成功，大便污血向下走，大黄牡丹用来治。脉象若是洪与数，肠痈已经变成脓，此时下法不可用。

问：

寸口脉象浮弱涩，应是亡血出汗多，若是此时未出汗，是何原因你说说？

老师回答道：

若是身上有金创，失血是被刀斧伤，失血所致莫思量。

金刃利器所伤者，王不留行有担当。

再来说说浸淫疮，口部四肢延可治；四肢口部延不易。

浸淫疮病若治疗，黄连成粉效果好。

241

金匮要略

跌蹶手指臂肿转筋阴狐疝蛔虫病脉证治第十九

原文

师曰：病跌蹶，其人但能前，不能却，刺腨入二寸，此太阳经伤也。病人常以手指臂肿动，此人身体𥆧𥆧者，藜芦甘草汤主之。

藜芦甘草汤方：未见。

转筋之为病，其人臂脚直，脉上下行，微弦，转筋入腹者，鸡屎白散主之。

鸡屎白散方：

鸡屎白。

上一味，为散，取方寸匕，以水六合，和，温服。

阴狐疝气者，偏有小大，时时上下，蜘蛛散主之。

蜘蛛散方：

蜘蛛十四枚（熬焦），桂枝半两。

上二味，为散，取八分一匕，饮和服，日再服，蜜丸亦可。

问曰：病腹痛有虫，其脉何以别之？师曰：腹中痛，其脉当沉，若弦，反洪大，故有蛔虫。

蛔虫之为病，令人吐涎，心痛，发作有时。毒药不止，甘草粉蜜汤主之。

甘草粉蜜汤方：

甘草二两，粉一两，蜜四两。

上三味，以水三升，先煮甘草，取二升，去滓，内粉蜜，搅令和，煎如薄粥，温服一升，差即止。

蛔厥者，当吐蛔，今病者静而复时烦，此为脏寒，蛔上入膈，故烦。须臾复止，得食而呕，又烦者，蛔闻食臭出，其人常自吐蛔。

蛔厥者，乌梅丸主之。

乌梅丸方：

乌梅三百枚，细辛六两，干姜十两，黄连一斤，当归四两，附子六两（炮），川椒四两（去汗），桂枝六两，人参六两，黄柏六两。

上十味，异捣筛，合治之，以苦酒渍乌梅一宿，去核，蒸之五升米下，饭熟捣成泥，和药令相得，内臼中，与蜜杵二千下，丸如梧子大，先食饮服十丸，日三服，稍加至二十丸。禁生、冷、滑、臭等食。

诗青译文

老师说：

跌蹶患者只向前，若是后退有困难，小腿肚穴行针刺，就在深处二寸间，太阳经伤是为缘。

手指臂部胀抖动，身体肌肉受引牵，藜芦甘草岂能闲。

再来说说转筋病，上臂下肢为强直，脉象强直而有力，或是脉象见微弦，转筋疼痛腹部连，鸡屎白散在眼前。

再说阴狐疝气病，阴囊大小在两边，时而上来时又下，治疗需用蜘蛛散。

问：

患者腹痛或有虫，脉象如何你谈谈？

老师回答道：

腹痛若是因为寒，其脉应当为沉弦，若是反见洪大脉，应有蛔虫在体间。

蛔虫病症令涎吐，时作时止心腹痛。杀虫药物若无效，甘草粉蜜来才行。

蛔厥应该吐蛔虫，若是患者挺安静，而且心烦时时在，此非虚寒内脏中，而是蛔虫胸膈扰，烦恼未有好心情。心情烦闷很快止，待到再进饮食时，呕吐心烦又出现，蛔虫闻味向上窜，吐蛔现象经常见。

若遇蛔厥病患者，此时应用乌梅丸。

妇人妊娠病脉证并治第二十

原文

师曰：妇人得平脉，阴脉小弱，其人渴，不能食，无寒热，名妊娠，桂枝汤主之。于法六十日当有此证，设有医治逆者，却一月，加吐下者，则绝之。

妇人宿有癥病，经断未及三月，而得漏下不止，胎动在脐上者，为癥痼害。妊娠六月动者，前三月经水利时，胎也。下血者，后断三月，衃也。所以血不止者，其癥不去故也。当下其癥，桂枝茯苓丸主之。

桂枝茯苓丸方：

桂枝、茯苓、牡丹（去心）、桃仁（去皮尖，熬）、芍药各等分。

上五味，末之，炼蜜和丸，如兔屎大，每日食前服一丸，不知，加至三丸。

妇人怀娠六七月，脉弦发热，其胎愈胀，腹痛恶寒者，少腹如扇。所以然者，子脏开故也，当以附子汤温其脏。

师曰：妇人有漏下者，有半产后因续下血都不绝者，有妊娠下血者，假令妊娠腹中痛，为胞阻，胶艾汤主之。

芎归胶艾汤方：一方加干姜一两，胡氏治妇人胞动无干姜。

芎䓖二两，阿胶二两，甘草二两，艾叶三两，当归三两，芍药四两，干地黄四两。

上七味，以水五升，清酒三升，合煮，取三升，去滓，内胶，令消尽，温服一升，日三服。不差更作。

妇人怀娠，腹中疞痛，当归芍药散主之。

当归芍药散方：

当归三两，芍药一斤，茯苓四两，白术四两，泽泻半斤，芎䓖半斤（一作三两）。

上六味，杵为散，取方寸匕，酒和，日三服。

妊娠呕吐不止，干姜人参半夏丸主之。

干姜人参半夏丸方：

干姜一两，人参一两，半夏二两。

上三味，末之，以生姜汁糊为丸如梧子大，饮服十丸，日三服。

妊娠小便难，饮食如故，当归贝母苦参丸主之。

246

当归贝母苦参丸方：男子加滑石半两。

当归、贝母、苦参各四两。

上三味，末之，炼蜜丸如小豆大，饮服三丸，加至十丸。

妊娠有水气，身重，小便不利，洒淅恶寒，起即头眩，葵子茯苓散主之。

葵子茯苓散方：

葵子一斤，茯苓三两。

上二味，杵为散，饮服方寸匕，日三服，小便利则愈。

妇人妊娠，宜常服当归散主之。

当归散方：

当归、黄芩、芍药、芎䓖各一斤，白术半斤。

上五味，杵为散，酒饮服方寸匕，日再服。妊娠常服，即易产，胎无疾苦。产后百病悉主之。

妊娠养胎，白术散主之。

白术散方：见《外台》。

白术、芎䓖各四分，蜀椒三分（去汗），牡蛎二分。

上四味，杵为散，酒服一钱匕，日三服，夜一服。但苦痛，加芍药；心下毒痛，倍加芎䓖；心烦吐痛，不能食饮，加细辛一两，半夏大者二十枚。服之后，更以醋浆水服之；若呕，以醋浆水服之，复不解者，小麦汁服之；已后渴者，大麦粥服之。病虽愈，服之勿置。

妇人伤胎，怀身，腹满，不得小便，从腰以下重，如有水气状，怀身七月，太阴当养不养，此心气实，当刺泻劳宫及关元，小便微利则愈。

诗青译文

老师说：

诊得妇女之脉象，寸关部位如平常，唯有尺部脉无力，口渴难食人不良，未见恶寒与发热，此为怀孕之迹象，治疗需用桂枝汤。一般妊娠有规律，脉证出现六十天，若是治疗不适当，一月未解有拖延，患者呕吐会加剧，泄泻严重暂未完，则应随证来施治，桂枝汤药莫拘泥。

妇女素有癥积病，不到三月月经停，下血淋漓难阻止，又觉脐上有胎动，此为癥病称其名。怀孕六月有胎动，孕前三月经正常，此为胎儿要分明。停经前若经失调，时时下血会来到，停经三月来又复，紫黑晦暗瘀血瞧。为何下血难停止，癥病未除要知晓。癥病应先被除去，桂枝茯苓丸相邀。

妇女怀孕六七月，出现脉弦发热中，此时胎气为更胀，小腹疼痛多寒冷，冷风如扇吹入腹，子脏已开为缘故，附子汤暖子脏除。

老师说：

妇女常见漏下病，有些因为小产后，继续血淋不干净，有些孕后再下血，此时下血腹中痛，胞阻为名要分明，胶艾为汤拿来用。

妇女怀孕腹拘急，还有绵绵时作痛，当归芍药来建功。

孕后呕吐难以止，干姜人参半夏行。

孕妇小便有困难，饮食若是如常态，当归贝母苦参丸。

怀孕若是有水气，身体浮肿又笨重，此时小便不通利，洒淅恶寒现象中，头目眩晕人站立，葵子茯苓做散行。

若是妇女妊娠时，经常要服当归散。

怀孕期间若养胎，白术散要记心间。

妇女怀孕胎受伤，此时腹部是胀满，小便不利腰下重，水气病症样一般，怀孕若至七个月，手太阴肺养胎时，若是当养而不养，缘由是因心气实，应当施用针刺法，以泻劳宫关元穴，病痉小便先通利。

妇人产后病脉证治第二十一

原 文

问曰：新产妇人有三病，一者病痉，二者病郁冒，三者大便难，何谓也？师曰：新产血虚，多出汗，喜中风，故令病痉；亡血复汗，寒多，故令郁冒；亡津液胃燥，故大便难。

产妇郁冒，其脉微弱，呕不能食，大便反坚，但头汗出。所以然者，血虚而厥，厥而必冒，冒家欲解，必大汗出。以血虚下厥，孤阳上出，故头汗出。所以产妇喜汗出者，亡阴血虚，阳气独盛，故当汗出，阴阳乃复。大便坚，呕不能食，小柴胡汤主之。

病解能食，七八日更发热者，此为胃实，大承气汤主之。

产后腹中疞痛，当归生姜羊肉汤主之；并治腹中寒疝，虚劳不足。

当归生姜羊肉汤方：见寒疝中。

产后腹痛，烦满不得卧，枳实芍药散主之。

枳实芍药散方：

枳实（烧令黑，勿太过）、芍药等分。

上二味，杵为散，服方寸匕，日三服，并主痈脓，以麦粥下之。

师曰：产妇腹痛，法当以枳实芍药散，假令不愈者，此为腹中有干血着脐下，宜下瘀血汤主之。亦主经水不利。

下瘀血汤方：

大黄二两，桃仁二十枚，䗪虫二十枚（熬，去足）。

上三味，末之，炼蜜和为四丸，以酒一升，煎一丸，取八合，顿服之，新血下如豚肝。

产后七八日，无太阳证，少腹坚痛，此恶露不尽，不大便，烦躁发热，切脉微实，再倍发热，日晡时烦躁者，不食，食则谵语，至夜即愈，宜大承气汤主之。热在里，结在膀胱也。

产后风，续之数十日不解，头微痛，恶寒，时时有热，心下闷，干呕汗出，虽久，阳旦证续在耳，可与阳旦汤。

产后中风，发热，面正赤，喘而头痛，竹叶汤主之。

竹叶汤方：

竹叶一把，葛根三两，防风、桔梗、桂枝、人参、甘草各一两，附子一枚（炮），大枣十五枚，生姜五两。

上十味，以水一斗，煮取二升半，分温三服，温覆使汗出。颈项强，用大附子一枚，破之如豆大，煎药扬去沫，呕者，加半夏半升洗。

妇人乳中虚，烦乱，呕逆，安中益气，竹皮大丸主之。

竹皮大丸方：

生竹茹二分，石膏二分，桂枝一分，甘草七分，白薇一分。

上五味，末之，枣肉和丸弹子大，以饮服一丸，日三夜二服。有热者，倍白薇；烦喘者，加柏实一分。

产后下利虚极，白头翁加甘草阿胶汤主之。

白头翁加甘草阿胶汤方：

白头翁、甘草、阿胶各二两，秦皮、黄连、柏皮各三两。

上六味，以水七升，煮取二升半，内胶，令消尽，分温三服。

【附方】

《千金》三物黄芩汤：治妇人在草蓐，自发露得风，四肢苦烦热，头痛者，与小柴胡汤；头不痛，但烦者，此汤主之。

黄芩一两，苦参二两，干地黄四两。

上三味，以水八升，煮取二升，温服一升，多吐下虫。

《千金》内补当归建中汤：治妇人产后虚羸不足，腹中刺痛不止，吸吸少气，或苦少腹中急，摩痛引腰背，不能食饮。产后一月，日得服四五剂为善，令人强壮，宜。

当归四两，桂枝三两，芍药六两，生姜三两，甘草二两，大枣十二枚。

上六味，以水一斗，煮取三升，分温三服，一日令尽。若大虚，加饴糖六两。汤成内之，于火上暖，令饴消。若去血过多，崩伤内衄不止，加地黄六两，阿胶二两，合八味，汤成内阿胶。若无当归，以芎䓖代之；若无生姜，以干姜代之。

251

诗青译文

问：

新产妇女三种病，筋脉拘挛之痉病，昏眩郁闷郁冒病，还有大便困难病，是何原因而造成？

老师回答道：

新产失血多出汗，容易感受是邪风，所以痉病会发生；失血过后复出汗，寒邪又再受外感，郁冒病症显易见；失血过后竭津液，胃肠失润大便难。

产妇若是患郁冒，脉象微弱要知晓，饮食难进又呕吐，大便硬结受煎熬，身上无汗头有汗。产后血虚致阴虚，阳气上逆致郁冒，疾病若欲被解除，全身出汗不能少。今因血虚下有寒，阳气偏盛在上面，所以只有头出汗。新产妇人易出汗，亡阴血虚阳偏盛，全身出汗是必然，此时阴阳才平衡，恢复正常人轻松。大便坚硬不能食，小柴胡汤主治行。

郁冒病解可进食，若是以后七八日，发热症状再出现，胃肠邪气致结实，大承气汤正合适。

产后腹中拘急时，绵绵作痛未有期，当归生姜羊肉宜；亦治腹中寒疝痛，气血虚损劳伤证。

产后若是腹中痛，心中烦闷卧时难，可用枳实芍药散。

老师说：

妇女产后有腹痛，枳实芍药常规用，服药腹痛仍不愈，脐下瘀血有着凝，下瘀血汤此时行。亦治经水不利证。

产后已经七八日，又无太阳之变证，只觉硬痛在小腹，恶露未尽原因明，若是大便还未解，并觉发热与烦躁，诊得微实为脉象，加倍发热又来到，待到下午申酉时，烦躁更甚不能食，进食即有谵语症，夜晚渐趋好转中，有热聚结在胃里，大承气汤适宜用。

产后感受风邪病，数十日后未解除，恶寒且有头微痛，心下痞闷发热中，症为干呕又出汗，延续日久阳旦在，阳旦为汤效果殊。

产后感受风邪病，发热面色是赤红，兼有头痛与气喘，竹叶汤来恰适用。

新产妇人哺乳期，中气虚弱心烦时，又见呕吐和气逆，安中益气方法好，竹皮大丸来主治。

若是产后又下利，造成气血是虚极，主治应用白头翁，甘草阿胶再加持。

妇女分娩床不洁，产后保养不慎重，感受病邪有症状，手足发热烦头痛，小柴胡汤主治行；若是此时无头痛，只有手足烦发热，三物黄芩要记得。

《千金》之中有记载，内补当归建中汤，妇女产后身体弱，腹中绞痛人惶惶，忍痛吸气并短气，或苦小腹亦拘急，摩痛牵引腰背痛，从而患者不饮食。产后月内每日服，四五剂后天晴时，此方强身又健体。

妇人杂病脉证并治第二十二

原文

　　妇人中风七八日，续来寒热，发作有时，经水适断，此为热入血室。其血必结，故使如疟状，发作有时，小柴胡汤主之。

　　妇人伤寒发热，经水适来，昼日明了，暮则谵语，如见鬼状者，此为热入血室。治之无犯胃气及上二焦，必自愈。

　　妇人中风，发热恶寒，经水适来，得七八日，热除，脉迟，身凉和，胸胁满，如结胸状，谵语者，此为热入血室也。当刺期门，随其实而取之。

　　阳明病，下血谵语者，此为热入血室，但头汗出，当刺期门，随其实而泻之，濈然汗出者愈。

　　妇人咽中如有炙脔，半夏厚朴汤主之。

　　半夏厚朴汤方：《千金》作胸满，心下坚，咽中帖帖如有炙肉，吐之不出，吞之不下。

　　半夏一升，厚朴三两，茯苓四两，生姜五两，干苏叶二两。

　　上五味，以水七升，煮取四升，分温四服，日三夜一服。

　　妇人脏躁，喜悲伤，欲哭，像如神灵所作，数欠伸，甘麦大枣汤主之。

　　甘草小麦大枣汤方：

　　甘草三两，小麦一升，大枣十枚。

　　上三味，以水六升，煮取三升，温分三服。亦补脾气。

　　妇人吐涎沫，医反下之，心下即痞，当先治其吐涎沫，小青龙汤主之。涎沫止，乃治痞，泻心汤主之。

　　小青龙汤方：见肺痈中。

　　泻心汤方：见惊悸中。

　　妇人之病，因虚、积冷、结气，为诸经水断绝，至有历年，血寒积结胞门，寒伤经络凝坚。在上呕吐涎唾，久成肺痈，形体损分；在中盘结，绕脐寒疝，或两胁疼痛，与脏相连；或结热中，痛在关元，脉数无疮，肌若鱼鳞，时着男子，非止女身。在下未多，经候不匀，冷阴掣痛，少腹恶寒；或引腰脊，下根气街，气冲急痛，膝胫疼烦，奄忽眩冒，状如厥癫，或有忧惨，悲伤多嗔，此皆带下，非有鬼神。久则羸瘦，脉虚多寒。三十六病，千变万端。审脉阴阳，虚实紧弦；行其针药，治危得安，其虽同病，脉各异源，子当辩记，勿谓不然。

问曰：妇人年五十所，病下利数十日不止，暮即发热，少腹里急，腹满，手掌烦热，唇口干燥，何也？师曰：此病属带下。何以故？曾经半产，瘀血在少腹不去。何以知之？其证唇口干燥，故知之。当以温经汤主之。

温经汤方：

吴茱萸三两，当归二两，芎劳二两，芍药二两，人参二两，桂枝二两，阿胶二两，生姜二两，牡丹皮二两（去心），甘草二两，半夏半升，麦门冬一升（去心）。

上十二味，以水一斗，煮取三升，分温三服。亦主妇人少腹寒，久不受胎，兼取崩中去血，或月水来过多，及至期不来。

带下，经水不利，少腹满痛，经一月再见者，土瓜根散主之。

土瓜根散方：

土瓜根、芍药、桂枝、䗪虫各三两。

上四味，杵为散，酒服方寸匕，日三服。

寸口脉弦而大，弦则为减，大则为芤，减则为寒，芤则为虚，寒虚相搏，此名曰革。妇人则半产漏下，旋覆花汤主之。

旋覆花汤方：

旋覆花三两，葱十四茎，新绛少许。

上三味，以水三升，煮取一升，顿服之。

妇人陷经，漏下，黑不解，胶姜汤主之。

妇人少腹满，如敦状，小便微难而不渴，生后者，此为水与血俱结在血室也，大黄甘遂汤主之。

大黄甘遂汤方：

大黄四两，甘遂二两，阿胶二两。

上三味，以水三升，煮取一升，顿服之，其血当下。

妇人经水不利下，抵当汤主之。

抵当汤方：

水蛭三十个（熬），虻虫三十枚（熬，去翅足），桃仁二十个（去皮尖），大黄三两（酒浸）。

上四味，为末，以水五升，煮取三升，去滓，温服一升。

妇人经水闭，不利，脏坚癖不止，中有干血，下白物，矾石丸主之。

矾石丸方：

矾石三分（烧），杏仁一分。

上二味，末之，炼蜜和丸枣核大，内脏中，剧者再内之。

妇人六十二种风，及腹中血气刺痛，红蓝花酒主之。

红蓝花酒方：疑非仲景方。

红蓝花一两。

上一味，以酒一大升，煎减半，顿服一半，未止再服。

妇人腹中诸疾痛，当归芍药散主之。

当归芍药散方：见前妊娠中。

妇人腹中痛，小建中汤主之。

小建中汤方：见前虚劳中。

问曰：妇人病，饮食如故，烦热不得卧，而反倚息者，何也？师曰：此名转胞，不得溺也。以胞系了戾，故致此病，但利小便则愈，宜肾气丸主之。

肾气丸方：

干地黄八两，薯蓣四两，山茱萸四两，泽泻三两，茯苓三两，牡丹皮三两，桂枝一两，附子炮（一两）。

上八味，末之，炼蜜和丸梧子大，酒下十五丸，加至二十五丸，日再服。

蛇床子散方：温阴中坐药。

蛇床子仁。

上一味，末之，以白粉少许，和令相得，如枣大，绵裹内之，自然温。

少阴脉滑而数者，阴中即生疮，阴中蚀疮烂者，狼牙汤洗之。

狼牙汤方：

狼牙三两。

上一味，以水四升，煮取半升，以绵缠箸如茧，浸汤沥阴中，日四遍。

胃气下泄，阴吹而正喧，此谷气之实也，膏发煎导之。

膏发煎方：见黄疸中。

小儿疳虫蚀齿方：

雄黄，葶苈。

上二味，末之，取腊月猪脂，熔，以槐枝绵裹头四五枚，点药烙之。

诗青译文

　　妇女若是受风邪，寒热复现七八天，经水正行恰又止，表邪乘虚入血间。邪气与血两相搏，血必有结不向前，故有往来多寒热，按时而发同疟疾，小柴胡汤正适宜。

　　妇女时值月经潮，感受寒邪入发烧，若是昼日还无事，入夜语言失常调，似乎见到魔鬼般，热入血室证候到。攻下药物不可用，恐伤胃气在中焦，发汗药物亦不可，恐伤清气在上焦，自行痊愈事明了。

　　妇女时值月经潮，受风恶寒兼发热，患病已有七八日，热退脉迟身凉多，又见胸胁为胀满，好似结胸症状般，神识不清失常语，亦为热入血室间，当刺肝募期门穴，以泄实热在肝经，再散瘀热在血室，邪实在此是为缘。

　　下血谵语阳明病，由于热入血室间，症为全身无汗出，只有头部才出汗，此时当刺期门穴，邪实随而向下泻，浑身汗出方痊愈。

　　妇女觉物在咽中，烤肉如梗难适应，半夏厚朴才能行。

　　妇女若是脏躁病，喜笑悲伤欲哭恼，似有神灵来作祟，频频呵欠伸懒腰，主治甘麦与大枣。

　　妇女涎沫呕吐病，若是下法被误用，此时心下痞满中，先治呕吐与涎沫，主治宜用小青龙。涎沫止后治痞满，泻心汤来伴同行。

　　妇女多因虚与损，亦有结气与积冷，导致多种月经病，有时甚至是闭经，时长又因血分寒，气为郁结血为凝，寒邪来把胞宫伤，经络瘀滞阻不通。胸肺受邪为在上，呕吐涎沫为症状，肺痿形成瘦猴样；肝脾受邪在中间，绕脐时痛症状见，两胁疼痛肝相连；或是结热在其中，痛在关元为脉数，并无周身疮患处，枯燥如鳞灼肌肤，以上发生此些证，男女两者皆可能。肝肾受邪在下面，虽然下血并不多，经候迟早不匀和，阴部抽掣觉疼痛，痛引小腹亦怕冷；或是牵引腰脊痛，疼痛之根源气街，脐下五寸旁二寸，此处又名是气冲，发生气冲人痛急，连接膝胫有烦疼，甚或猝然昏眩晕，状如昏厥癫狂病，忧惨悲伤怒气行，所述皆为妇科病，并非鬼神作祟中。时长形体会消瘦，身寒脉象为虚弱。妇人带下三十六，个个变化万端多。阴阳虚实与弦紧，针药转危记在心，病证虽同脉象异，辨别之时要谨慎，马虎大意心莫存！

257

问：

妇女年龄约五十，前阴下血数十天，傍晚发热小腹急，腹胀热在手掌间，此时口唇为干燥，是何原因你谈谈？

老师回答道：

带脉以下有病变，由于患者曾小产，瘀血停在小腹处。是何原因还用谈？症见口唇为干燥，可知瘀血小腹间，温经汤来马加鞭。

带脉以下有病变，月经不能如期来，或是月经不通畅，小腹满痛月两行，土瓜根散要明白。

寸口脉象弦而大，相比弦脉有衰减，又比大脉中空芤，弦而衰减脉为寒，大而中空虚象现，虚寒脉象相结合，名为革脉要记得。若患小产或漏下，主治宜用旋覆花。

崩漏下陷有经血，色黑日久难解决，胶姜汤来病离别。

妇女小腹是胀满，形如敦状起隆形，小便略难口不渴，产后余邪尚未清，水血相搏血室内，大黄甘遂在行动。

妇女经水不通利，闭阻不下又继续，抵当汤来为主治。

妇女经水塞不通，坚积凝结在子宫，若有干血白带下，药矾石丸启征程。

若是受风六二种，血气刺痛在腹中，红蓝花酒饮几盅。

妇女腹内诸多痛，当归芍药皆可用。

妇女腹内若疼痛，记得常备小建中。

问：

妇女有病饮食常，人难躺卧觉烦热，反见呼吸倚在床，是何原因你说说？

老师回答道：

转胞为名记心间，患者小便亦不便。膀胱系统不顺畅，利其小便能痊愈，此时需要肾气丸。

妇人阴中有寒冷，温阴中坐药宜用，蛇床子散在途中。

少阴脉滑而兼数，前阴生疮是必然，疮生腐蚀又糜烂，狼牙汤来人安全。

前阴吹气胃气下，连续不断声喧哗，谷气壅实所导致，膏发煎来效果佳。

258

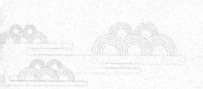

金匮要略

杂疗方第二十三

原　文

退五脏虚热，四时加减柴胡饮子方。

冬三月加柴胡八分，白术八分，陈皮五分，大腹槟榔四枚（并皮子用），生姜五分，桔梗七分。

春三月加枳实，减白术。共六味。

夏三月加生姜三分，枳实五分，甘草三分。共八味。

秋三月加陈皮三分。共六味。

上各㕮咀，分为三帖，一帖以水三升，煮取二升，分温三服，如人行四五里，进一服。如四体壅，添甘草少许，每帖分作三小帖，每小帖以水一升，煮取七合，温服，再合滓为一服，重煮，都成四服。

长服诃梨勒丸方：疑非仲景方。

诃梨勒（煨）、陈皮、厚朴各三两。

上三味，末之，炼蜜丸如梧子大，酒饮服二十丸，加至三十丸。

三物备急丸方：见《千金》，司空裴秀为散用。亦可先和成汁，乃倾口中，令从齿间得入，至良验。

大黄一两，干姜一两，巴豆一两（去皮心，熬，外研如脂）。

上药各须精新，先捣大黄、干姜为末，研巴豆内中，合治一千杵，用为散，蜜合丸亦佳，密器中贮之，莫令歇。

主心腹诸卒暴百病。若中恶客忤，心腹胀满，卒痛如锥刺，气急口噤，停尸卒死者，以暖水若酒服大豆许三四丸，或不下，捧头起，灌令下咽，须臾当差，如未差，更与三丸，当腹中鸣，即吐下便差。若口噤，亦须折齿灌之。

治伤寒，令愈不复，紫石寒食散。方见《千金翼》。

紫石英、白石英、赤石脂、钟乳（碓炼）、栝楼根、防风、桔梗、文蛤、鬼臼各十分，太一余粮十分（烧），干姜、附子（炮，去皮）、桂枝（去皮）各四分。

上十三味，杵为散，酒服方寸匕。

救卒死方：

薤捣汁，灌鼻中。

又方：

雄鸡冠割取血，管吹内鼻中。

猪脂如鸡子大，苦酒一升，煮沸，灌喉中。

鸡肝及血涂面上，以灰围四旁，立起。

大豆二七粒，以鸡子白并酒和，尽以吞之。

救卒死而壮热者方：

矾石半斤，以水一斗半煮消，以渍脚，令没踝。

救卒死而目闭者方：

骑牛临面，捣薤汁灌耳中，吹皂荚末鼻中，立效。

救卒死而张口反折者方：

灸手足两爪后十四壮了，饮以五毒诸膏散。

救卒死而四肢不收失便者方：

马屎一升，水三斗，煮取二斗以洗之；又取牛洞一升，温酒灌口中，灸心下一寸、脐上三寸、脐下四寸，各一百壮，差。

救小儿卒死而吐利不知是何病方：

狗屎一丸，绞取汁以灌之。无湿者，水煮干者，取汁。

尸厥脉动而无气，气闭不通，故静而死也，治方脉证见上卷。

菖蒲屑，内鼻两孔中吹之，令人以桂屑着舌下。

又方：

剔取左角发方寸，烧末，酒和，灌令入喉，立起。

救卒死，客忤死，还魂汤主之：《千金方》云主卒忤、鬼击、飞尸，诸奄忽气绝，无复觉，或已无脉，口噤拗不开，去齿下汤。汤下口不下者，分病人发左右，捉搦肩引之。药下复增取一升，须臾立苏。

麻黄三两（去节，一方四两），杏仁（去皮尖，七十个），甘草一两（炙）。

上三味，以水八升，煮取三升，去滓，分令咽之。通治诸感忤。

又方：

韭根一把，乌梅二十枚，吴茱萸半升（炒）。

上三味，以水一斗，煮之，以病人栉内中，三沸，栉浮者生，沉者死。煮取三升，去滓，分饮之。

救自缢死，旦至暮，虽已冷，必可治；暮至旦，小难也，恐此当言阴气盛故也。然夏时夜短于昼，又热，犹应可治。又云：心下若微温者，一日以上，犹可治之。

又方：

徐徐抱解，不得截绳，上下安被卧之。一人以脚踏其两肩，手少挽其发，常弦弦勿纵之；一人以手按据胸上，数动之；一人摩捋臂胫屈伸之，若已僵，但渐渐强屈之，并按其腹。如此一炊顷，气从口出，呼吸眼开，而犹引按莫置，亦勿苦劳之，须臾，可少桂汤及粥清含与之，令濡喉，渐渐能咽，及稍止。若向令两人以管吹其两耳，采好。此法最善，无不活也。

凡中暍死，不可使得冷，得冷便死，疗之方。

屈草带，绕暍人脐，使三两人溺其中，令温。亦可用热泥和屈草，亦可扣瓦碗底按及车缸以着暍人，取令溺，须得流去，此谓道路穷卒无汤，当令溺其中，欲使多人溺，取令温。若汤，便可与之，不可泥及车缸，恐此物冷，暍既在夏月，得热泥土、暖车缸，亦可用也。

救溺死方：

取灶中灰两石余，以埋人，从头至足，水出七孔，即活。

上疗自缢、溺、暍之法，并出自张仲景为之，其意殊绝，殆非常情所及，本草所能关，实救人之大术矣。伤寒家数有暍病，非此遇热之暍。

治马坠及一切筋骨损方：

大黄一两（切，浸，汤成下），绯帛如手大（烧灰），乱发如鸡子大（烧灰用），久用炊单布一尺（烧灰），败蒲一握三寸，桃仁四十九枚（去皮尖，熬），甘草如中指节（炙，剉）。

上七味，以童子小便，量多少，煎成汤，内酒一大盏，次下大黄，去滓，分温三服。先剉败蒲席半领，煎汤浴，衣被盖覆，斯须通利数行，痛楚立差。利及浴水赤，勿怪，即瘀血也。

诗青译文

略

金匮要略

禽兽鱼虫禁忌并治第二十四

原 文

凡饮食滋味，以养于生，食之有妨，反能为害，自非服药炼液，焉能不饮食乎？切见时人，不闲调摄，疾疢竟起，若不因食而生，苟全其生，须知切忌者矣。所食之味，有与病相宜，有与身为害，若得宜则益体，害则成疾，以此致危，例皆难疗。凡煮药饮汁，以解毒者，虽云救急，不可热饮，诸毒病得热更甚，宜冷饮之。

肝病禁辛，心病禁咸，脾病禁酸，肺病禁苦，肾病禁甘；春不食肝，夏不食心，秋不食肺，冬不食肾，四季不食脾。辩曰：春不食肝者，为肝气王，脾气败，若食肝，则又补肝，脾气败尤甚，不可救。又肝王之时，不可以死气入肝，恐伤魂也。若非王时即虚，以肝补之佳，余脏准此。

凡肝脏自不可轻啖，自死者弥甚。

凡心皆为神识所舍，勿食之，使人来生复其报对矣。

凡肉及肝，落地不着尘土者，不可食之。

猪肉落水浮者，不可食。

诸肉及鱼，若狗不食，鸟不啄者，不可食。

诸肉不干，火炙不动，见水自动者，不可食之。

肉中有朱点者，不可食之。

六畜肉热血不断者，不可食之。

父母及身本命肉，食之令人神魂不安。

食肥肉及热羹，不得饮冷水。

诸五脏及鱼，投地尘土不污者，不可食之。

秽饭、馁肉、臭鱼，食之皆伤人。

自死肉，口闭者，不可食之。

六畜自死，皆疫死，则有毒，不可食之。

兽自死，北首及伏地者，食之杀人。

食生肉，饱饮乳，变成白虫（一作血蛊）。

疫死牛肉，食之令病洞下，亦致坚积，宜利药下之。

脯藏米瓮中，有毒，及经夏食之，发肾病。

治自死六畜肉中毒方：

黄柏屑，捣服方寸匕。

治食郁肉漏脯中毒方：郁肉，密器盖之，隔宿者是也。漏脯，茅屋漏下，沾着者是也。

烧犬屎，酒服方寸匕，每服人乳汁亦良。

饮生韭汁三升，亦得。

治黍米中藏干脯食之中毒方：

大豆，浓煮汁，饮数升即解。亦治狸肉漏脯等毒。

治食生肉中毒方：

掘地深三尺，取其下土三升，以水五升煮数沸，澄清汁，饮一升，即愈。

治六畜鸟兽肝中毒方：

水浸豆豉，绞取汁，服数升愈。

马脚无夜眼者，不可食之。

食酸马肉，不饮酒，则杀人。

马肉不可热食，伤人心。

马鞍下肉，食之杀人。

白马黑头者，不可食之。

白马青蹄者，不可食之。

马肉、豚肉共食，饱醉卧，大忌。

驴、马肉合猪肉食之，成霍乱。

马肝及毛，不可妄食，中毒害人。

治马肝毒中人未死方：

雄鼠屎二七粒，末之，水和服，日再服。

又方：

人垢，取方寸匕，服之佳。

治食马肉中毒欲死方：

香豉二两，杏仁三两。

上二味，蒸一食顷，熟，杵之服，日再服。

又方：

煮芦根汁，饮之良。

疫死牛，或目赤，或黄，食之大忌。

牛肉共猪肉食之，必作寸白虫。

青牛肠，不可合犬肉食之。

牛肺从三月至五月，其中有虫如马尾，割去勿食，食则损人。

牛、羊、猪肉，皆不得以楮木、桑木蒸炙，食之令人腹内生虫。

唉蛇牛肉杀人，何以知之？唉蛇者，毛发向后顺者是也。

治唉蛇牛肉食之欲死方：

饮人乳汁一升，立愈。

又方：

以泔洗头，饮一升，愈。

牛肚细切，以水一斗，煮取一升，暖饮之，大汗出者愈。

治食牛肉中毒方：

甘草煮汁饮之，即解。

羊肉其有宿热者，不可食之。

羊肉不可共生鱼、酪食之，害人。

羊蹄甲中有珠子白者，名羊悬筋，食之令人癫。

白羊黑头，食其脑，作肠痈。

羊肝共生椒食之，破人五脏。

猪肉共羊肝和食之，令人心闷。

猪肉以生胡荽同食，烂人脐。

猪脂不可合梅子食之。

猪肉和葵食之，少气。

鹿肉不可和蒲白作羹，食之发恶疮。

麋脂及梅李子，若妊妇食之，令子青盲，男子伤精。

獐肉不可合虾及生菜、梅、李果食之，皆病人。

痼疾人不可食熊肉，令终身不愈。

白犬自死，不出舌者，食之害人。

食狗鼠余，令人发瘘疮。

治食犬肉不消，心下坚，或腹胀，口干大渴，心急发热，妄语如狂，或洞下方：

杏仁一升（合皮，熟，研用）。

上一味，以沸汤三升，和取汁，分三服，利下肉片，大验。

妇人妊娠，不可食兔肉、山羊肉，及鳖、鸡、鸭，令子无声音。

兔肉不可合白鸡肉食之，令人面发黄。

兔肉着干姜食之，成霍乱。

266

凡鸟自死，口不闭，翅不合者，不可食之。

诸禽肉，肝青者，食之杀人。

鸡有六翮四距者，不可食之。

乌鸡白首者，不可食之。

鸡不可共葫蒜食之，滞气。

山鸡不可合鸟兽肉食之。

雉肉久食之，令人瘦。

鸭卵不可合鳖肉食之。

妇人妊娠，食雀肉，令子淫乱无耻。

雀肉不可合李子食之。

燕肉勿食，入水为蛟龙所啖。

鸟兽有中毒箭死者，其肉有毒，解之方：

大豆煮汁，及盐汁，服之解。

鱼头正白如连珠至脊上，食之杀人。

鱼头中无腮者，不可食之，杀人。

鱼无肠胆者，不可食之，三年阴不起，女子绝生。

鱼头似有角者，不可食之。

鱼目合者，不可食之。

六甲日，勿食鳞甲之物。

鱼不可合鸡肉食之。

鱼不得合鸬鹚肉食之。

鲤鱼鲊不可和小豆藿食之；其子不可合猪肝食之，害人。

鲤鱼不可合犬肉食之。

鲫鱼不可合猴雉肉食之。一云不可合猪肝食。

鳀鱼合鹿肉生食，令人筋甲缩。

青鱼鲊不可合生胡荽及生葵并麦中食之。

鳅鳝不可合白犬血食之。

龟肉不可合酒、果子食之。

鳖目凹陷者，及厌下有王字形者，不可食之；其肉不得合鸡、鸭子食之。

龟鳖肉不可合苋菜食之。

虾无须，及腹下通黑，煮之反白者，不可食之。

食脍，饮乳酪，令人腹中生虫为瘕。

鲙食之，在心胸间不化，吐复不出，速下除之，久成癥病，治之方：

橘皮一两，大黄二两，朴硝二两。

上三味，以水一大升，煮至小升，顿服即消。

食鲙多不消，结为癥病，治之方：

马鞭草。

上一味，捣汁饮之，或以姜叶汁饮之一升，亦消。又可服吐药吐之。

食鱼后中毒，面种烦乱，治之方：

橘皮浓煎汁服之，即解。

食鯸鮧鱼中毒方：

芦根煮汁服之，即解。

蟹目相向，足班目赤者，不可食之。

食蟹中毒治之方：

紫苏煮汁饮之三升。紫苏子捣汁饮之，亦良。

又方：

冬瓜汁饮二升，食冬瓜亦可。

凡蟹未遇霜，多毒，其熟者乃可食之。

蜘蛛落食中，有毒，勿食之。

凡蜂、蝇、虫、蚁等，多集食上，食之致瘘。

诗青译文

略。

果食菜谷禁忌并治第二十五

原文

果子生食，生疮。

果子落地经宿，虫蚁食之者，人大忌食之。

生米停留多日有损处，食之伤人。

桃子多食，令人热，仍不得入水浴，令人病淋沥寒热病。

杏酪不熟，伤人。

梅多食，坏人齿。

李不可多食，令人胪胀。

林檎不可多食，令人百脉弱。

橘柚多食，令人口爽，不知五味。

梨不可多食，令人寒中，金疮、产妇，亦不宜食。

樱桃、杏多食，伤筋骨。

安石榴不可多食，损人肺。

胡桃不可多食，令人动痰饮。

生枣多食，令人热渴气胀。寒热羸瘦者，弥不可食，伤人。

食诸果中毒治之方：

猪骨（烧灰）。

上一味，末之，水服方寸匕。亦治马肝、漏脯等毒。

木耳赤色及仰生者，勿食。

菌仰卷及赤色者，不可食。

食诸菌中毒，闷乱欲死，治之方：

人粪汁饮一升，土浆饮一二升，大豆浓煮汁饮之，服诸吐利药，并解。

食枫柱菌而哭不止，治之以前方。

误食野芋，烦毒欲死，治之以前方。其野芋根，山东人名魁芋，人种芋，三年不收，亦成野芋，并杀人。

蜀椒闭口者有毒，误食之，戟人咽喉，气病欲绝，或吐下白沫，身体痹冷，急治之方：

肉桂煎汁饮之。饮冷水一二升，或食蒜，或饮地浆，或浓煮豉汁饮之，并解。

正月勿食生葱，令人面生游风。

二月勿食蓼，伤人肾。

三月勿食小蒜，伤人志性。

四月、八月勿食胡荽，伤人神。

五月勿食韭，令人乏气力。

五月五日勿食一切生菜，发百病。

六月、七月勿食茱萸，伤神气。

八月、九月勿食姜，伤人神。

十月勿食椒，损人心，伤心脉。

十一月、十二月勿食薤，令人多涕唾。

四季勿食生葵，令人饮食不化，发百病，非但食中，药中皆不可用，深宜慎之。

时病差未健，食生菜，手足必肿。

夜食生菜，不利人。

十月勿食被霜生菜，令人面无光，目涩心痛，腰疼，或发心疟，疟发时，手足十指爪皆青，困委。

葱、韭初生芽者，食之伤人心气。

饮白酒，食生韭，令人病增。

生葱不可共蜜食之，杀人。独颗蒜，弥忌。

枣合生葱食之，令人病。

生葱和雄鸡、雉、白犬肉食之，令人七窍经年流血。

食糖、蜜后四日内，食生葱、韭，令人心痛。

夜食诸姜、蒜、葱等，伤人心。

芜菁根，多食令人气胀。

薤不可共牛肉作羹，食之成瘕病，韭亦然。

莼多病，动痔疾。

野苣不可同蜜食之，作内痔。

白苣不可共酪同食，作䘌虫。

黄瓜食之，发热病。

葵心不可食，伤人；叶尤冷，黄背赤茎者，勿食之。

胡荽久食之，令人多忘。

病人不可食胡荽及黄花菜。

芋不可多食，动病。

妊妇食姜，令子余指。

蓼多食，发心痛。

蓼和生鱼食之，令人夺气，阴咳疼痛。

芥菜不可共兔肉食之，成恶邪病。

小蒜多食，伤人心力。

食躁式躁方：

豉浓煮汁饮之。

钩吻与芹菜相似，误食之，杀人，解之方。《肘后》云：与茱萸、食芥相似。

荠苨八两。

上一味，水六升，煮取二升，分温二服。钩吻生地旁屋草，其茎有毛者，以此别之。

菜中有水莨菪，叶圆而光，有毒，误食之，令人狂乱，状如中风，或吐血，治之方：

甘草煮汁服之，即解。

春秋二时，龙带精入芹菜中，人偶食之为病。发时手青腹满，痛不可忍，名蛟龙病，治之方：

硬糖二三升。

上一味，日两度，服之，吐出如蜥蜴三五枚，差。

食苦瓠中毒治之方：

黎穰煮汁，数服之解。

扁豆，寒热者不可食之。

久食小豆，令人枯燥。

食大豆等，忌啖猪肉。

大麦久食，令人作癣。

白黍米不可同饴蜜食，亦不可合葵食之。

荞麦面多食，令人发落。

盐多食，伤人肺。

食冷物，冰人齿。

食热物，勿饮冷水。

饮酒，食生苍耳，令人心痛。

夏月大醉汗流，不得冷水洗着身，及使扇，即成病。

饮酒大忌灸腹背，令人肠结。

醉后勿饱食，发寒热。

饮酒食猪肉，卧秫稻穰中，则发黄。

食饴，多饮酒，大忌。

凡水及酒，照见人影动者，不可饮之。

醋合酪食之，令人血瘕。

食白米粥，勿食生苍耳，成走疰。

食甜粥已，食盐即吐。

犀角箸搅饮食，沫出，及浇地坟起者，食之杀人。

饮食中毒，烦满，治之方：

苦参三两，苦酒一升半。

上二味，煮三沸，三上、三下服之，吐食出即差。或以水煮亦得。

又方：

犀角汤亦佳。

贪食、食多不消，心腹坚满痛，治之方：

盐一升，水三升。

上二味，煮令盐消，分三服，当吐出食，便差。

矾石生入腹，破人心肝，亦禁水。

商陆以水服，杀人。

葶苈子敷头疮，药成入脑，杀人。

水银入人耳，及六畜等，皆死，以金银着耳边，水银则吐。

苦楝无子者，杀人。

凡诸毒，多是假毒以投，元知时，宜煮甘草荠苨汁饮之，通除诸毒药。

诗青译文

略。